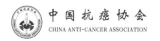

中国抗癌协会
CHINA ANTI-CANCER ASSOCIATION

血液保护

# 中国肿瘤整合诊治技术指南（CACA）

CACA TECHNICAL GUIDELINES FOR HOLISTIC INTEGRATIVE MANAGEMENT OF CANCER

## 2023

丛书主编：樊代明

主　编：黄晓军　吴德沛　胡　豫

U0244818

天津出版传媒集团

天津科学技术出版社

**图书在版编目(CIP)数据**

血液保护 / 黄晓军, 吴德沛, 胡豫主编. —— 天津：
天津科学技术出版社, 2023.6

("中国肿瘤整合诊治技术指南(CACA)"丛书 /
樊代明主编)

ISBN 978-7-5742-1111-7

Ⅰ.①血… Ⅱ.①黄… ②吴… ③胡… Ⅲ.①血液学
Ⅳ.①R331.1

中国国家版本馆CIP数据核字(2023)第075270号

血液保护
XUEYE BAOHU
策划编辑：方　艳
责任编辑：马妍吉
责任印制：兰　毅

出　　版：天津出版传媒集团
　　　　　天津科学技术出版社
地　　址：天津市西康路35号
邮　　编：300051
电　　话：(022)23332695
网　　址：www.tjkjcbs.com.cn
发　　行：新华书店经销
印　　刷：天津中图印刷科技有限公司

开本 787×1092　1/32　印张7.5　字数60 000
2023年6月第1版第1次印刷
定价：88.00元

# 编委会

**丛书主编**

樊代明

**主　编**

黄晓军　吴德沛　胡　豫

**副主编**

梁爱斌　李　鹏　李增军　王　昭

**编　委**（以姓氏拼音为序）

| | | | | | |
|---|---|---|---|---|---|
| 蔡　真 | 陈　兵 | 陈　欣 | 程翼飞 | 翟晓文 | 丁　懿 |
| 董玉君 | 窦立萍 | 范　祎 | 冯四洲 | 付荣凤 | 傅建非 |
| 高　大 | 高广勋 | 高伟波 | 高　文 | 耿　惠 | 郭晓玲 |
| 郭　智 | 汉英 | 何文娟 | 贺鹏程 | 侯　健 | 黄　亮 |
| 贾　静 | 贾双双 | 贾永前 | 江　明 | 蒋　慧 | 李　菲 |
| 李军民 | 李　鹏 | 梁　赟 | 林志娟 | 刘景华 | 刘丽宏 |
| 刘　林 | 刘　耀 | 彭　捷 | 齐　凌 | 钱文斌 | 任金海 |
| 宋玉琴 | 唐菲菲 | 唐　亮 | 田浴阳 | 王　洁 | 王晶石 |
| 王少元 | 王　涛 | 王秀芹 | 王雅丹 | 魏旭东 | 吴弘英 |
| 吴　涛 | 吴小艳 | 邢晓静 | 徐　兵 | 徐雅靖 | 徐　杨 |
| 薛　锋 | 阎　骅 | 颜晓菁 | 杨　涛 | 叶琇锦 | 袁晓军 |
| 张　磊 | 张　勇 | 张　钰 | 郑胡镛 | 钟玉萍 | 周敦华 |
| 周　凡 | 周芙玲 | 周　辉 | 祝洪明 | 周慧星 | 朱尊民 |
| 庄俊玲 | | | | | |

# 目录 Contents

**第十二章　肿瘤相关性单克隆免疫球蛋白病** ………181

# 第一章

# 血液系统的结构与功能

## 一、造血器官的结构与功能

人类造血器官包括：骨髓、胸腺、淋巴组织、肝脏、脾脏、胚胎及胎儿造血组织。不同时期造血部位不同，分为胚胎期、胎儿期及出生后3个造血期，即中胚叶造血期、肝脾造血期及骨髓造血期。卵黄囊是胚胎期最早出现的造血场所，卵黄囊退化后，肝、脾代替其造血功能。胎儿从第4~5个月起肝、脾造血功能渐退，骨髓、胸腺及淋巴结开始造血，出生后仍保持造血功能。青春期后胸腺逐渐萎缩，淋巴结生成淋巴细胞和浆细胞。骨髓成为出生后造血的主要器官，骨髓储备力不足时，由骨髓以外器官（如肝、脾）参与造血，即所谓髓外造血（extramedullary hemopoiesis）。

### （一）骨髓的结构与功能

骨髓是人体最大造血器官，存在于长骨（如肱骨、股骨）骨髓腔，扁平骨（如髂骨、肋骨）和不规则骨（胸骨、脊椎骨等）松质骨间网眼中的一种海绵状组织，分为红骨髓和黄骨髓。能产生血细胞的骨髓略呈红色，称红骨髓；成人有些骨髓腔中的骨髓含有很多黄色脂肪细胞，不能产生血细胞，称黄骨髓。人出生时，全身骨髓腔充满红骨髓，随年龄增长骨髓中脂肪细胞增多，黄骨髓取代相当部分红骨髓，几乎只有扁平骨松质骨中有红骨髓。当机体严重缺血时，部分黄骨髓可转变为红骨髓，重新恢复造血能力。

1.骨髓的组织结构

狭义的骨髓仅指骨小梁之间的成分，骨髓中的造血成分约占50%；广义的骨髓则包括除骨皮质外的松质骨。出生后，随年龄增长，骨髓内造血组织中造血成分逐渐减少，脂肪组织逐渐增多。所以同样图像在不同年龄可以是正常或不正常，观察时要结合患者年龄具体分析。骨髓由神经、血管、基质细胞等组成，其间充以各种造血细胞。

（1）骨髓的血管与神经

骨髓血管系统丰富，动静脉在不同骨骼进出骨髓方式和途径不尽相同，有营养孔的骨骼，动静脉及神经通过营养孔进出；无营养孔的，通过骨膜血管，神经纤维与其伴行。动脉进入营养孔达骨髓后，与骨骼及干骺端血管吻合，逐渐形成放射状分支；与骨皮质中小动脉吻合成网络，分出分支形成毛细血管，与血窦相连，骨髓血窦形状不规则，腔内径25~35 μm，血窦壁由内皮细胞、基膜及外膜细胞组成。血窦内皮细胞与其他内皮细胞不同，细胞间连接不牢固，为重叠或交错对接。血窦间充满骨髓实质，称为造血索，造血索由造血细胞组成。骨髓血循环与骨皮质关系很密切。多数骨髓毛细血管先进入骨皮质的哈维管，再返回骨髓，连接于血窦。哈维管中聚集造血干细胞和其他体细胞，通过相互联系的血管提供骨髓。

骨髓神经来自脊神经和动脉，动脉都有神经束伴行，神经束分支缠绕动脉壁呈网状，神经纤维终止于动脉平滑肌。毛细血管只在行程的某些部分与很细的无鞘神经纤维接触。骨髓静脉系统也有神经，有些孤立的神经束在骨皮质与中央静脉间平行前行，与许多血窦接触，终止于血窦内皮。无数无髓神经纤维自骨髓长轴伸向骨髓表面，有的止于骨内膜，有的进入哈维管。无髓神经纤维末端含有神经介质，可影响造血。

（2）骨髓的造血细胞

骨髓红细胞系统：造血岛幼稚红细胞位于血窦及脂肪细胞之间，成群存在，称为红细胞造血岛，是红细胞生成的功能和解剖单位，中心为1~2个巨噬细胞；有核红细胞逐渐成熟，离开巨噬细胞主体，贴近血窦，脱核后成为网织红细胞，通过内皮细胞进入血窦，脱下的核被巨噬细胞吞噬。

骨髓粒细胞系统：位于造血索中部，粒系干/祖细胞在骨内膜下的髓索较多。骨髓中幼稚粒细胞与外膜网状细胞突起密切接触，通过 Lectin 样黏附分子"锚"于外膜网状细胞表面，随细胞成熟黏附分子逐渐消失。骨髓中成熟粒细胞表面糖蛋白的改变，有利于与内皮接触，进入窦腔时，首先部分胞质进入和穿过内皮细胞，细胞变形后进入窦腔。

巨核细胞系统：巨核细胞分布在血窦外侧，空间结构分布不连续，取决于相互间特异黏附和给不同的细胞系提供特异性的生长因子。巨核细胞与血窦间的密切关系可能与局部产生协同生长因子如白细胞介素-11、Kit-ligand、白介素-6和LIF有关。

骨髓淋巴细胞和巨噬细胞：集中于动脉附近造血索中央。通过计算机三维结构重建，确认人巨核细胞靠近血窦壁，粒细胞位于中央动脉壁周围。红细胞主要位于血窦壁周围，形成造血索。目前认为，中央动脉、血窦和造血索共同构成骨髓单元结构，作为骨髓功能结构单位，含脂肪细胞基质成分，巨噬细胞和造血干细胞的球样小体称为造血元。

（3）骨髓的髓血屏障（marrow-blood barrier，MBB）
和细胞释放

人血细胞产生于骨髓髓索中，成熟血细胞进入血液循环须穿越MBB。每天约$2×10^{11}$个红细胞、$1×10^{10}$个粒细胞、$4×10^{11}$个血小板穿越MBB进入血液循环，单核细胞、淋巴细胞也是如此；血中造血干细胞的营养也要经过MBB。血细胞由髓索进入血循环，推动血细胞进入血窦的压力来自动脉。膜孔直径2~3 μm，穿过膜孔的细胞发生变形，幼稚红细胞核不能变形，不能通过MBB。只有网织红细胞能通过膜孔，核留在造血索内，称为骨髓"摘除"功能。患某些血液病和肿瘤时，血中出现幼稚红细胞提示MBB受损。巨核细胞胞质穿过内皮细胞与胞体分离进入血窦形成复合血小板碎片或前血小板，释放血小板后的巨核细胞核仍留在骨髓中，最后退化被吞噬。血小板在骨髓中几乎没有储备，血细胞大量丢失时，血小板恢复很慢。血细胞生成与释放的调节可能通过体液因子——各种糖蛋白，如红细胞生成素、集落刺激因子、血小板生成素等，它们可增加产出和促进释放。

2.骨髓的功能

（1）造血功能

成人红细胞、粒细胞、血小板和部分淋巴细胞都由红骨髓生成。每天生成的红细胞约 $10^{11}$/kg，粒细胞约 $1.6×10^9$/kg，B淋巴细胞也由骨髓产生。

（2）防御功能

红骨髓中巨噬细胞可吞噬细菌、毒物，也可清除衰老的红细胞，特别在溶血性贫血时，可见大量巨噬细胞，胞质内含有大量次级溶酶体。血红蛋白所含的铁由巨噬细胞储存，待重新利用。

（3）免疫功能

骨髓是B淋巴细胞产生的，向胸腺提供造血干细胞，在胸腺发育成T淋巴细胞。骨髓中还有浆细胞，可分泌免疫球蛋白。

（4）其他功能

骨髓中含有未分化的间充质细胞、成纤维细胞，以及成骨细胞、破骨细胞等，具有一定创伤修复及成骨作用。

（二）淋巴组织与淋巴结的结构与功能

1.淋巴组织

淋巴组织指以淋巴细胞为主要成分的组织。由淋巴組织构成的器官为淋巴器官。淋巴组织常位于消化道及呼吸道黏膜中，淋巴器官常位于淋巴通路或血液通路上，如胸腺、脾、淋巴结及扁桃体等。

淋巴组织根据形态的不同分为弥散淋巴组织和淋巴小结两种。弥散淋巴组织（diffuse lymphoid tissue）无固定形态，以网状细胞和网状纤维形成支架，网孔中分布大量松散淋巴细胞，与周围结缔组织无明显分界，除含有 T、B 淋巴细胞外，还含有浆细胞和巨噬细胞、肥大细胞等。弥散淋巴组织中有毛细血管后微静脉（post capillary venule），内皮为单层立方或矮柱状，故又称高内皮微静脉（high endothelial venule），是淋巴细胞由血液进入淋巴组织的重要通道。弥散淋巴组织受抗原刺激后可出现淋巴小结。

淋巴小结（lymphoid nodule）又称淋巴滤泡（lymphoid follicle），呈圆形或椭圆形密集的淋巴组织，直径为 0.2~1.0 mm，内有大量 B 淋巴细胞、少量 T 淋巴细胞和巨噬细胞。淋巴小结形态结构随生长发育程度和免疫功能状态发生变化。淋巴小结有两种：初级淋巴小结（primary lymphoid nodule），见于未受刺激的淋巴小结，体积较小，由分布均匀并密集的小淋巴细胞组成；次级淋巴小结（secondary lymphoid nodule）周围有扁平的网状细胞，境界清楚，小结中央部分染色较浅，常见细胞分裂象，产生淋巴细胞，故称生发中心（germinal center）。受到抗原刺激时，生发中心迅速增大，大量巨噬细胞聚集。在发育充分及免疫应答活跃的次级淋巴小结中央有明显的生发中心，有极性的结构。由内向外区分出暗区和明区。小结帽多位于淋巴流入方向，或朝向抗原进入的方向，为最先接触抗原的部位。抗原刺激与否及抗原刺激程度均影响淋巴小结出现的数量和形态结构，因此，淋巴小结是反映体液免疫应答的重要形态学标志。根据存在形式，淋巴小结分两种类型：单独存在的称为孤立淋巴小结（solitary lymphoid nodule）；由10~40个淋巴小结成群存在，称为集合淋巴小结（aggregated lymphoid nodules）。淋巴小结还分布于消化管、呼吸道及泌尿、生殖管道的黏膜中，构成免疫第一道防线。随着机体生理或病理状态不同，淋巴组织形态常处于动态变化之中。

2.淋巴结

淋巴结是哺乳动物特有的器官，圆形或椭圆形结构，与淋巴管连接。正常人浅表淋巴结直径多在5 mm

内，共约450个。只有表浅部位才可触及，颈部、颌下、锁骨上窝、腋窝、腹股沟等易摸到。

淋巴结结构：淋巴结一侧隆突连接数条输入淋巴管，另一侧凹陷，称为"门"，有输出淋巴管和神经、血管进出。淋巴结表面被膜的结缔组织伸入淋巴结内形成小梁，构成淋巴结支架。被膜下为皮质区，淋巴结中心及门部为髓质区。皮质区由淋巴小结、浅层皮质区和皮质淋巴窦（简称皮窦）及深部皮质区组成。淋巴窦腔内有许多淋巴细胞和巨噬细胞，还有少见的面纱细胞，原为表皮内朗格汉斯细胞，浅层皮质主要含B淋巴细胞，淋巴小结又称淋巴滤泡，无生发中心的小结称为初级淋巴小结，主要由中心母细胞和中心细胞组成；有生发中心的小结称次级淋巴小结。淋巴小结呈单排分布在皮质被膜下，经常变化，可以从无到有，可以增大、增多或消失，与抗原刺激强度有关。深层皮质为无明显界限的淋巴组织，主要为T细胞，是胸腺依赖区，在细胞免疫反应时迅速增大，原始免疫细胞增多，分裂象增多。髓质区由髓索及髓质淋巴窦（简称髓窦）组成，髓索以网状内皮细胞为支架，内含以B淋巴细胞为主，还可见浆细胞、巨噬细胞、肥大细胞和嗜酸性粒细胞等。

淋巴结的淋巴管、血管从输入淋巴管流来的淋巴液先进入皮窦再流向髓窦，最后经输出淋巴管离开淋巴结。输出的淋巴细胞多数来自再循环，毛细血管后静脉在淋巴细胞再循环中起重要作用，参加再循环最频繁的是记忆性T和B细胞。

3.淋巴结主要功能

（1）过滤淋巴液

病原体侵入皮下或黏膜后，进入毛细淋巴管，回流入淋巴结，淋巴液缓慢流经淋巴窦，巨噬细胞清除其中异物，对细菌的清除率可达99%，对病毒及癌细胞清除率很低。清除率与抗原的性质、毒力、数量以及机体的免疫状态等密切相关。

（2）免疫应答

抗原进入淋巴结后，巨噬细胞和交错突细胞捕获与处理抗原，使相应特异性受体的淋巴细胞发生转化，引起体液免疫应答。淋巴小结增多增大，髓索内浆细胞增多，引起细胞免疫应答，副皮质区明显扩大，效应T细胞输出增多。淋巴结内T细胞约占淋巴细胞总数的75%，B细胞占25%，大颗粒淋巴细胞极少或无，淋巴结内细胞免疫和体液免疫应答常同时发生，以何种为主由抗原性质决定。淋巴结实质内有许多神经末梢，淋巴小结内尚未发现。淋巴细胞表面有多种神经递质受体，说明神经系统对淋巴结内免疫应答有一定调节作用。

（三）胸腺的结构与功能

胸腺（thymus）为机体重要淋巴器官，位于胸骨后面，呈灰赤色，扁平椭圆形，分左、右两叶。胚胎后期及初生时，人的胸腺重 10~15 g，至青春期体积逐渐增大可达 40 g，青春期后逐渐退化，被脂肪组织代替，老年仅 15 g。胸腺是 T 细胞分化、发育、成熟的场所，还分泌胸腺激素及激素类物质，具内分泌功能。

胸腺表面为结缔组织被膜，结缔组织伸入胸腺实质把胸腺分成许多不完全分隔的小叶。小叶周边为皮质，深部为髓质。皮质不完全包围髓质，相邻小叶髓质彼此衔接。皮质主要由淋巴细胞和上皮性网状细胞构成，胞质中有颗粒及泡状结构。网状细胞间淋巴细胞密集，胸腺淋巴细胞称为胸腺细胞，在皮质浅层细胞较大，为较原始淋巴细胞。中层为中等大小的淋巴细胞，深层为小淋巴细胞。皮质内还有巨噬细胞，无淋巴小结。髓质中淋巴细胞稀疏，上皮性网状细胞多，形态多样，胞质中有颗粒及泡状结构，为其分泌物。有散在的胸腺小体，由上皮细胞以同心圆式排列，作用尚不清楚。造血干细胞经血流迁入胸腺后，先在皮质增殖分化成淋巴细胞，胸腺中大部分淋巴细胞死亡，小部分继续发育进入髓质，成为近于成熟的T淋巴细胞，穿过毛细血管后微静脉管壁，循血流，迁移到周围淋巴结的弥散淋巴组织，此处称为胸腺依赖区。整个淋巴器官发育和机体免疫力必须有T淋巴细胞，胸腺为周围淋巴器官正常发育和机体免疫所必需的。

（四）脾脏的结构与功能

脾是人体最大的淋巴器官，脾约占体重0.1%，接纳心输出量6%。位于左季肋区胃底与膈之间，呈扁椭圆形，暗红色，质软而脆。脾分为内外两面，上下两缘，前后两端。内面凹陷与胃底、左肾、左肾上腺、胰尾和结肠左曲为邻，称为脏面。脏面近中央处有神经、血管出入，称脾门。外面平滑而隆凸与膈相对，称为膈面。上缘前部有2~3个切迹，称脾切迹。脾肿大时，脾切迹仍存在可作为触诊的标志。在脾附近，胃脾韧带及大网膜中，常可见到暗红色、大小不等、数目不一的副脾。

脾属于网状皮系统，结构与淋巴结相似，由被膜、小梁及淋巴组织构成。与淋巴结不同的地方是无淋巴窦，但具有大量血窦。脾脏实质分为白髓、红髓和边缘区。白髓是淋巴细胞围绕动脉及其分支形成的，由动脉周围淋巴鞘和脾小结构成。此处淋巴组织由T淋巴细胞为主构成，有散在交错突细胞和巨噬细胞，近边缘有少量B细胞、浆细胞前身和浆细胞，是机体发生特异性免疫的主要场所。淋巴鞘中淋巴小结以B淋巴细胞为主。抗原侵入脾引起体液免疫应答，白髓内淋巴小结大量增多。红髓由脾窦和脾索组成，脾索由网状细胞和网状纤维构成网架，是B淋巴细胞区，有较多小淋巴细胞、中淋巴细胞及浆细胞。脾窦由长条状平行内皮细胞和不完整基膜构成，红髓内血流缓慢，使抗原与吞噬细胞充分接触成为可能，是免疫细胞发生吞噬作用的主要场所。边缘区位于红髓和白髓的交界处，此区淋巴细胞较白髓稀疏，以B淋巴细胞为主，有较多巨噬细胞，是脾内捕获抗原、识别抗原和诱发免疫应答的重要部位。正常情况下，衰老的粒细胞、血小板和红细胞都可被脾清除，还可过滤细菌。脾的血管、网状结构、被膜的神经调节使脾收缩和舒张，提供储存细胞的潜在能力。成人脾内仍含有少量造血干细胞，在严重贫血或某些病理状态下可恢复造血。

（五）附属淋巴组织

1.肠联性淋巴组织

指沿消化道分布的淋巴组织：Waldeyer咽环，包括舌腭与咽扁桃体；从食管到直肠，在固有层和黏膜下层分布的淋巴细胞或淋巴小结。Peyer斑是位于回肠固有层内集合淋巴小结，与肠腔隔一薄层上皮，表面缺乏肠绒毛，抗原物易由此穿入。Peyer斑功能尚不清楚，存在B与T细胞，有B依赖性淋巴小结与T依赖性小结间区。回肠Peyer斑和阑尾淋巴组织是较高级的淋巴器官。

2.支气管联性淋巴组织

指沿呼吸道分布的淋巴组织（除纵隔淋巴以外），位于各级支气管壁中，一般在固有层及黏膜下层，由淋巴细胞密集构成小结，无生发中心。该处淋巴组织以B细胞为主，T细胞仅占20%，与肠联性淋巴组织一样，主要是前体细胞池。免疫应答反应仅出现于迁移再定居之后。

## 二、干细胞及其应用

干细胞是一种有自我更新能力及分化潜能的细胞，是组织发生、再生或演化的单位。常分成胚胎干细胞（embryonic stem cell，ES细胞）和成体干细胞。人体骨髓中富含 ES 细胞及多种非造血干细胞，为干细胞治疗奠定了基础。

## （一）干细胞生物学特点

干细胞是器官形成的基础，其自我更新能力、多能性与端粒长度及端粒酶活性有直接关系。端粒缩短可降低干细胞迁移能力，端粒酶过表达则增强干细胞离巢能力。干细胞具有可塑性及一定创伤修复能力。造血干细胞（hematopoietic stem cells，HSC）移植对其他衰竭器官有治疗作用，间充质干细胞（mesenchymal stem cells，MSC）对损伤部位有亲和力、免疫调节作用。HSC 是一种主要存在于骨髓中的多能干细胞，其在人体骨髓及外周血处于循环状态。正常 HSC 具有多潜能及不对称分裂、静息和缓慢自我更新、干细胞巢依赖性、长期再生四大特征。其表面标志物构成复杂，缺乏绝对特异性指标，且不同阶段 HSC 鉴定方法不同，需综合分析。

## （二）干细胞的微环境

### 1.干细胞巢

干细胞巢指包括干细胞相邻细胞、黏附分子及基质等在内的，对干细胞有保护作用的微环境。骨髓的干细胞巢可分为成骨细胞巢及管道巢两类，分别调控干细胞的存储与增殖。干细胞归巢与迁移是干细胞移植和干细胞相关基因治疗的基础。微环境改变是干细胞归巢的始动因素，归巢干细胞通过识别所归器官微血管内皮细胞，归巢至不同器官组织。研究发现低氧微环境可持续吸引骨髓来源的干细胞归巢。

2.髓外造血

骨髓是正常成体的造血系统，但血液系统疾病、大量出血、感染、先心病等可诱发髓外造血。可因三种病理情况：①脾脏等组织滤过作用增强；②骨髓或骨髓微环境异常、损伤导致外周HSC增多；③异常细胞因子及造血生长因子诱发局部造血微环境形成。实际上，髓外造血常受多种因素影响，应综合分析。

（三）干细胞病理学及肿瘤干细胞

1.干细胞病理学

组织再生能力与年龄呈负相关，可能的原因是成体干细胞数量减少及功能衰退。老年人干细胞功能出现明显变化或与以下两方面有关：①随年龄增长持续积累的DNA损伤所致基因变异；②随年龄增长干细胞微环境出现衰退。造血系统恶性疾病发生多与HSC异变相关，例如骨髓增生异常综合征（myelodysplastic syndromes，

MDS）及再生障碍性贫血（aplastic anemia，AA）。MDS目前较为接受的发病机制包括干细胞–基质损伤假说、凋亡失调假说和干细胞变异假说。

### 2.肿瘤干细胞

肿瘤干细胞（cancer stem cell，CSC）是肿瘤中具有自我更新能力并可产生异质性肿瘤的细胞，是肿瘤异常增殖、侵袭、转移、耐药及复发的根源。

近年提出的重编程概念为CSC起源提供了新思路，白血病干细胞（leukemia stem cells，LSC）起源研究或为突破口。研究发现，病毒感染是启动重编程的常见诱因，可增加LSC演变概率。细胞重新编程不仅可诱导滋养层干细胞（trophoblast stem cells，TSC）生成，还可通过重编程逆转肿瘤细胞表型，为控肿瘤治疗提供新思路。

### （四）干细胞的应用

### 1.HSC移植（hematopoietic stem cell transplantation，HSCT）

随着骨髓库等的广泛建立，HSCT应用范围不断扩大。其中，干细胞迁移与归巢是影响移植成败的关键之一。在干细胞迁移与归巢过程中，SDF–1与CXCR4结合起了重要作用。SDF-1还可增强造血祖细胞自我更新能力，并对其他瘤细胞也有明显作用。AMD3100为SDF-1拮抗剂，通过竞争性结合CXCR4，动员造血干/祖细胞进入外周血，用于移植。同时，HLA位点匹配是异体移植成功的前提，即使HLA位点全匹配仍可发生GVHD，提示部分非HLA编码基因也参与其中。

2.干细胞工程

干细胞工程是在细胞培养技术基础上发展起来的一项新的细胞工程。在实际工作中，ES细胞因排斥反应、伦理问题及可能诱发肿瘤而受到限制。为此，科学家成功构建了人诱导性多能干细胞（induced pluripotent stem cells，iPS）。虽然iPS细胞系的建立促进了人体组织、器官研制开发，但其仍可能破坏细胞平衡，诱发癌症。且iPS与ES间基因表达不尽相同，iPS的程序重编并不完全，其差异性所致后果有待进一步研究。

## 三、造血微环境

人体造血系统每天能产生约5000亿个新细胞，要归功于大约11000个造血干细胞（hematopoietic stem cells，HSCs）在骨髓特定微环境中的自我更新和分化。1978年，Schofield首次提出了造血干细胞龛（HSC niche）概念，也被称为骨髓造血微环境（bone marrow hematopoietic microenvironment）。造血干细胞在这个微环境中完成一系列生理功能。2003 年，Scadden 证实成骨细胞是骨髓造血微环境中的关键组分。2005 年，Morrison 等研究发现血窦内皮是造血微环境中另一个支持造血的重要组分，这两大类细胞仍是造血微环境研究的焦点。2012年，美国科学家发现了维持造血微环境必需的细胞因子，首次揭示对维持体内造血微环境起关键性作用的细胞。目前认为造血微环境包含非造血类的间充质干细胞（mesenchymal stem cells，MSCs）、内皮细胞（endothelial cells，ECs）、神经类细胞等基质细胞，巨噬细胞、巨核细胞等造血类细胞，以及上述细胞分泌的生物大分子，通过多种方式调控 HSCs 的"SMART"特性，即HSCs 的自我更新（Self-renewal）、成熟（Maturation）、凋亡（Apoptosis）、静息（Rest）和迁移（Trafficking）的特性。

（一）造血微环境的形态结构

既往鉴定骨髓造血微环境的主流方法基于 Cre-Loxp 重组酶系统。近年来，联合单细胞和空间转录组测序技术已明确骨髓造血微环境包含骨内膜区（endosteal niche）和血管区（vascular niche），是一个主要由间充质干细胞、成骨细胞、软骨细胞、成纤维细胞、血管内皮细胞和血管周围细胞6大类细胞及细胞外基质（extra-cellular matrix，ECM）共同组成的分子网络结构。ECM由纤维连接蛋白、硫酸肝素、蛋白多糖、骨桥蛋白和层粘连蛋白等组成，为干细胞功能提供基本的物理和化学支持。骨内膜区紧靠骨表面，位于骨与骨髓的交界处，主要包含间充质干细胞、成骨细胞、破骨细胞、富含趋化因子CXCL12的网状细胞（CXCL12－abundant reticular cells，CAR细胞）等细胞。虽然只有极少数造血干细胞位于骨内膜区，但其在调节造血干细胞静息、自我更新、归巢等方面发挥重要作用。血管区位于血管周围，包含动脉血管龛和窦状隙毛细血管龛，血管区的主要组成细胞是内皮细胞和不同类型的间充质干细胞。

（二）造血微环境的主要细胞组成

骨髓造血微环境中研究最多的是骨髓间充质干细胞（bone marrow mesenchymal stem cells，BMMSCs）、成骨细胞（osteoblasts，OB）和内皮细胞。BMMSCs在骨内膜龛和血管龛都存在，可以增殖分化形成成骨、软骨、脂肪细胞等多种骨髓基质细胞（bone marrow stromal cells，BMSCs）。BMMSCs还可以通过分泌多种造血调控因子调控HSCs功能。成骨细胞是骨内膜造血微环境中第一个被鉴定能够调控HSCs功能的细胞，提高成骨细胞的数量能够促进HSCs的自我更新和造血活动。内皮细胞通过分泌细胞因子对HSCs的功能维持起重要作用。微环境中还有巨噬细胞、脂肪细胞等协同调控HSCs功能。

（三）造血微环境中的细胞因子

造血微环境对HSCs的调控既可通过细胞间直接接触实现，也可通过细胞因子介导的细胞信号转导实现。细胞因子主要包括趋化因子CXCL12、干细胞因子（stem cell factor，SCF）。不同细胞来源的CXCL12在造血调控中发挥不同功能。SCF帮助维持HSCs的静息状态，高浓度SCF可促进HSCs自我更新。造血微环境中还有众多其他细胞因子，既包括刺激各种祖细胞增殖的正调控因子，如促红细胞生成素（erythropoietin，EPO）、集落刺激因子（colony-stimulating factor，CSF）、促血小板生成素（thrombopoietin，TPO）、SCF、CX-CL12等；同时亦有各系的负调控因子，两者互相制约，维持体内造血功能的恒定。

（四）造血微环境的信号通路调控

造血微环境中的造血稳态受许多信号通路调控，但各通路对造血的影响复杂多样，具体调控机制在很多方面尚无定论。研究较多的如 Notch、Wnt、Tie2/Ang-1、PTEN/PI3K/Akt 等信号通路，不同的信号通路之间相互作用，形成信号调控网络，共同调控 HSCs 的自我更新。

# 第二章

# 肿瘤及肿瘤治疗对血液系统的损害

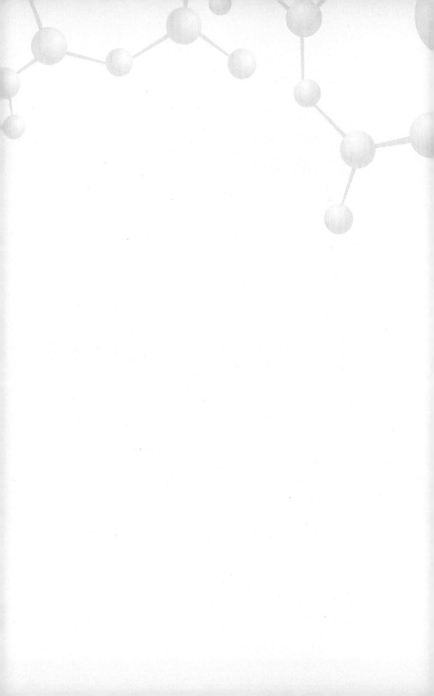

血液系统是肿瘤及肿瘤治疗过程中的常见受累系统，红系、粒系、巨核系、凝血系统等均可累及，主要涉及肿瘤直接损害、肿瘤放化疗引起的骨髓抑制和血细胞破坏、失血、肿瘤引起的肝肾等器官损害等原因，机制复杂、涉及广泛，对肿瘤患者治疗及预后均有重要意义。

## 一、肿瘤相关性红细胞异常

### (一) 肿瘤相关性贫血

贫血是肿瘤患者的常见并发症，在进行放化疗患者中尤为多见，发生率为30%~90%，受肿瘤类型、分级、分期、病程、治疗方案、并发症等影响。肿瘤相关性贫血（cancer related anemia，CRA）是指肿瘤患者在疾病进展和治疗过程中发生的贫血。主要包括：继发于肿瘤本身的贫血（anemia secondary to cancer，ASC）、化疗诱导性贫血（chemotherapy induced anemia，CIA）、放疗等其他治疗引起的贫血、肿瘤引起的失血性贫血、营养不良性贫血或慢性肾脏病（chronic kidney disease，CKD）相关贫血等。

1.继发于肿瘤本身的贫血（ASC）

ASC常与肿瘤相关性炎症导致贫血、肿瘤侵犯骨髓造成红系生成受阻和骨髓病型贫血、肿瘤继发性溶血、继发性噬血、继发性纯红再生障碍性贫血（pure red-cell anemia，PRCA）等有关。此外，骨髓增生异常综合征（myelodysplastic syndrome，MDS）、白血病等大部分血液系统肿瘤可累及红系干祖细胞引发贫血。

其中，肿瘤相关性炎症导致的贫血最常见，发生机制目前尚未完全清晰，可能与肿瘤引起的γ干扰素（interferon-γ，INF-γ）、组织坏死因子α（tissue necrosis factor，TNF-α）和白介素-6（interleukin-6，IL-6）等细胞因子活化与释放有关。INF-γ可通过多种途径导致肿瘤患者贫血的发生：①诱导巨噬细胞内铁滞留，干扰体内铁的内稳态，破坏红细胞平衡；②通过加强巨噬细胞作用，导致红细胞破坏增多；③直接抑制红系造血干祖细胞集落的形成；④抑制红系早期分化和增殖。TNF-α可通过下调转录因子GATA-1（EPO启动子），直接抑制促红细胞生成素（erythropoietin，EPO）表达，导致内源性EPO分泌受抑。IL-6可通过影响铁代谢途径影响红细胞生成，铁调素为铁代谢的负调控因子，抑制巨噬细胞和肝细胞铁的释放，可引起低铁血症和发育期红细胞利用铁受限。IL-6在多种瘤细胞中过量表达，可通过增加肝细胞合成的铁调素，引起贫血等表现。肿瘤骨髓转移引起的贫血除与肿瘤导致红系生成受阻有关外，其导致的骨髓病型贫血也是潜在可能原因。在肺癌、乳腺癌和前列腺癌中报道相对较多，但总体少见，在骨髓活检中的检出率低于1%。肿瘤导致的溶血性贫血主要有两大原因：①瘤细胞侵犯导致血管狭窄或肿瘤导致慢性DIC，可使红细胞在血管发生微血管病性溶血性贫血；②肿瘤患者体内产生抗红细胞自身抗体，继发自身免疫性溶血性贫血。血细胞减少是噬血细胞综合征（hemophagocytic lymphohistiocytosis，HLH）的主要表现，肿瘤是继发性HLH的重要诱因，与炎症因子的异常活化和释放密切相关，常见于淋巴瘤、白血病等血液系统肿瘤，也可继发于胃癌、胸腺癌、胚胎细胞肿瘤等少数实体瘤。胸腺瘤、血液系统肿瘤、部分实体瘤患者可合并获得性纯红再生障碍性贫血，也可导致肿瘤患者贫血。

2.肿瘤治疗引起的贫血

肿瘤治疗引起的贫血主要包括肿瘤化疗诱导性贫血（chemotherapy-induced anemia，CIA）、放疗、靶向治疗、免疫治疗等其他治疗引起的贫血。红系前体细胞的合成过程可被相关化疗药物阻断，直接影响骨髓造血，细胞毒性药物的骨髓抑制作用可不断蓄积，导致化疗相关性贫血的发病率和严重程度随着治疗周期的增多而不断累加。铂类药物具有肾毒性，可通过促进红细胞凋亡和内源性EPO减少引起贫血。放疗辐射可影响骨髓造血能力，引起血细胞减少。近年来，随着新药研发和广泛应用，靶向治疗、免疫治疗等新药在带来新治疗选择同时，贫血等血液学不良事件也是这类药物的常见副反应，主要机制为骨髓抑制、溶血性贫血等。

3.其他

肿瘤可侵犯血管或消化道、子宫等部位引起慢性失血，可导致铁缺乏和缺铁性贫血（iron deficiency anemia，IDA），肿瘤患者手术治疗、侵入性操作也可导致失血性贫血。肿瘤患者由于纳差、消化道肿瘤部位手术切除、肿瘤压迫等原因可造成叶酸、维生素$B_{12}$、铁等造血原料摄入吸收不足、消耗过多等，可引起缺铁性贫血和巨幼细胞性贫血。肿瘤侵犯肾脏、肾脏肿瘤、药物引起肾功能不全等可导致EPO生成不足，造成肾性贫血。

（二）肿瘤相关性红细胞增多症

除骨髓增殖性肿瘤外，肿瘤相关性红细胞增多症多见于肾脏肿瘤、肝脏肿瘤、小脑血管瘤或子宫平滑肌瘤等肿瘤中，主要与瘤细胞产生和分泌EPO有关。对肿瘤患者，临床诊疗中需鉴别原发性和继发性红细胞增多症。

## 二、肿瘤相关性白细胞异常

### （一）肿瘤相关性中性粒细胞减少

肿瘤相关性中性粒细胞减少主要包括肿瘤本身及控瘤治疗两方面对中性粒细胞的影响。肿瘤细胞浸润骨髓，可影响正常造血增殖，导致中性粒细胞减少。此外部分肿瘤诱发骨髓纤维化可进一步加重中性粒细胞减少。部分淋巴增殖性肿瘤患者体内，可产生中性粒细胞自身抗体，介导粒细胞凋亡。

药物导致的中性粒细胞减少是引起粒细胞减少最常见的病因。化疗药物具有潜在骨髓抑制和骨髓损伤的副反应，从而使血液循环中的中性粒细胞减少。烷化剂、蒽环类、嘧啶类似物、亚硝脲类、丝裂霉素C、甲氨蝶呤等具有骨髓毒性作用，常导致急性骨髓抑制。一般情况，当使用细胞周期特异性药物（如氟尿嘧啶、紫杉醇、吉西他滨等）后7~14天，外周中性粒细胞数计数会出现低谷，14~21天中性粒细胞数量逐步上升。而在使用细胞周期非特异性药物（如环磷酰胺、阿霉素、铂类等）时，10~14天中性粒细胞计数到达低谷，待21~24天期间中性粒细胞计数恢复。此外，肿瘤靶向治疗药物、免疫治疗药物及解热镇痛药、抗生素等部分肿瘤患者合并用药也可引起中性粒细胞减少。

骨髓是对放射线高度敏感的组织，其损伤程度主要取决于放射剂量大小、照射范围、部位、照射时间等因素。放疗可直接损伤或抑制造血干祖细胞及早期分裂细胞引起中性粒细胞减少。

肿瘤患者出现重症感染时，引起粒细胞局部大量消耗，可导致粒细胞消耗性减少。消化道肿瘤、营养障碍等的肿瘤患者，维生素 $B_{12}$、叶酸等造血原料缺乏，可引起粒细胞成熟障碍，导致粒细胞生成减少。此外，肠黏膜通透性可能增高，导致细菌和内毒素移位。内毒素血症可引起中性粒细胞的分布异常，大量粒细胞转移到边缘池而循环池的粒细胞相对减少，白细胞计数也随之减少。

（二）肿瘤相关性中性粒细胞增多及类白血病样反应

肿瘤患者中性粒细胞增多的可能机制包括：①肿瘤患者合并感染引起中性粒细胞增多；②肿瘤患者自身应

激状态或外源性糖皮质激素治疗导致皮质激素增加，中性粒细胞自骨髓进入血液的速度增加而清除率减慢；③肿瘤坏死产物导致骨髓储存池释放或骨髓与血循环屏障破坏，使骨髓粒细胞进入血循环；④实体瘤产生多种集落刺激因子（colony stimulating factor，CSF）、TNF等促进中性粒细胞的分化、增殖和成熟，使中性粒细胞从贮备池进入循环池；⑤慢性粒细胞性白血病等血液肿瘤；⑥初次化疗的病人通过自身调节，骨髓造血功能亢进，可出现一过性中性粒细胞计数增高；⑦肿瘤放化疗后中性粒细胞减少的患者经重组人CSF（recombinant human granulocyte colony-stimulating factor，rhG-CSF）治疗，可出现中性粒细胞增高，停药后5~6天内会恢复正常。

类白血病反应（leukemoid reaction）是某种因素刺激机体的造血组织而引起的外周血白细胞数显著增多（常超过$50×10^9$/L），同时伴一种或多种幼稚细胞出现为主要特征的类似白血病的反应。恶性肿瘤是主要原因之一，原发肿瘤最常见的有乳腺癌、前列腺癌、肺癌、胃肠道癌及神经母细胞瘤、畸胎瘤等，也可见于多发性骨髓瘤、非霍奇金淋巴瘤等。肿瘤引起类白血病反应的可能机制有：①肿瘤细胞自分泌、骨髓浸润或作用于巨噬细胞，产生造血生长因子，促进粒细胞分化和增殖，使外周血粒细胞增多；②肿瘤坏死产物、内毒素等可损伤骨髓毛细血管内皮细胞使骨髓-血液屏障受损，导致部分幼稚细胞进入血液循环；③肿瘤转移过程中可能会分化成白细胞等血细胞。类白血病反应常需与白血病相鉴别。

### （三）肿瘤相关性嗜酸性粒细胞增多

体积大、进展快的肿瘤，以及具有上皮细胞分泌黏蛋白组织学特性的肿瘤，如支气管肺癌、宫颈癌等易发生外周血嗜酸性粒细胞增多。恶性肿瘤引起嗜酸性粒细胞增多症的具体机制尚不明确，但有报道肿瘤相关组织嗜酸性粒细胞增多症（tumor-associated tissue eosinophilia，TATE）在结肠癌、口腔鳞状细胞癌、食道癌、鼻咽癌、阴茎癌、喉癌、肺腺癌、膀胱癌、前列腺癌等实体瘤中提示较好预后，且可被认为是独立预后因素。

## 三、肿瘤相关性血小板异常

### （一）肿瘤相关性血小板减少

血小板减少（thrombothytopenia）是恶性肿瘤及其治疗的并发症之一，患者血小板计数低于 $100×10^9/L$，其发生率、严重程度与肿瘤类型、疾病分期和治疗方案等有关。

　　肿瘤相关性血小板减少发病机制主要如下：①血液肿瘤或实体瘤骨髓转移时抑制骨髓正常造血功能，导致巨核系分化成熟障碍，血小板生成减少；②淋巴增殖性肿瘤等患者体内可存在血小板自身抗体，介导血小板破坏增多；③肿瘤化疗相关性血小板减少症（chemotherapy induced thrombocytopenia，CIT），其发生机制涉及血小板生成减少、破坏增加和分布异常，化疗药物可对血小板生成的各环节产生影响，抑制造血干祖细胞和巨核系祖细胞增殖、抑制巨核细胞生成和血小板释放；部分化疗药可致药源性免疫性血小板减少症，如奥沙利铂与伊立替康；化疗药物引起的肝窦损伤和阻塞，可继发门脉高压和脾功能亢进，导致血小板破坏增加；④靶向药物、细胞免疫治疗及抗生素等肿瘤合并用药引起骨髓抑制，导致血小板减少；⑤肿瘤诱发弥散性血管内凝、血栓性血小板减少性紫癜/溶血尿毒综合征（thrombotic thrombocytopenic purpura / heomlytic uremic syndrome，TTP/HUS）、血管炎等微血管病变，导致血小板消耗与损伤增多；⑥消化道肿瘤、营养障碍等肿瘤患者，维生素 $B_{12}$、叶酸等造血原料缺乏，可引起巨核系成熟障碍，血小板生成减少。

（二）肿瘤相关性血小板增多

20%~50%的肿瘤患者血小板计数增多，当血小板计数持续大于$450×10^9$/L时即存在血小板增多症，多与胃癌、结直肠癌、乳腺癌、卵巢癌等相关。

肿瘤引起的血小板增多一般认为与如下因素有关：①恶性肿瘤细胞释放IL-1、IL-3、TNF-α等细胞因子，特异性刺激血小板的生成与活化，而在卵巢癌中癌细胞可通过分泌IL-6促进TPO生成，增加血小板产生；②瘤细胞释放的IL-11、IL-6、G-CSF等促进骨髓巨核细胞造血，直接诱导血小板生成增多；③慢性失血或炎症等，引起血小板反应性升高；④肿瘤组织坏死，以及血小板活化、聚集、黏附等功能亢进，使血小板破坏增加，血小板可代偿性增加；⑤骨髓增殖性肿瘤，可以血小板增多为表现。

肿瘤相关性血小板增多会增加肿瘤患者血栓风险，与患者不良预后相关，尤其与脑、胰腺、消化道、血液肿瘤等相关。研究表明，血小板可与循环瘤细胞相互作用，与肿瘤转移有关，因而抗血小板治疗在肿瘤治疗中具重要作用与意义。

## （三）肿瘤相关性血小板功能异常

血小板具有黏附、聚集和释放等基本功能，瘤细胞可引起血小板功能异常，导致血小板异常活化与聚集，即瘤细胞诱导血小板聚集（tumor-cell induced platelet aggregation，TCIPA），结直肠癌、肺癌、乳腺癌、前列腺癌和胰腺癌细胞株体外试验中均可观察到TCIPA。可能机制包括：①跨膜蛋白podoplanin在瘤细胞表面过度表达并与血小板表面的c型凝集素样受体2（c-type lectin-like receptor-2，CLEC-2）结合，触发血小板激活和聚集；②肿瘤源性组织因子释放诱发外源性凝血途径，所生成的凝血酶活化血小板；③血小板整合素αⅡbβ3与瘤细胞整合素αvβ3通过纤维蛋白原、血管性血友病因子（von willebrand factor，vWF）、纤维连接蛋白等结合形成血小板-瘤细胞聚集体，导致血小板功能障碍；④肿瘤组织坏死引起血管内皮细胞损伤，暴露内皮下胶原，通过vWF，聚集、活化血小板功能。

## （四）肿瘤相关性血栓性血小板减少性紫癜

血栓性血小板减少性紫癜（thrombotic thrombocytopenic purpura，TTP）与恶性肿瘤及其相关治疗有关，最常见于胃腺癌、乳腺癌、结肠癌和小细胞肺癌。治疗潜在肿瘤可消除血栓性微血管病（thrombotic microangiopathy，TMA）。药物诱导的TMA多由免疫抑制剂、抗聚集剂和细胞毒性化疗药物引起。在细胞毒性化疗药物中，丝裂霉素和吉西他滨与TTP关系密切，并与累积毒性相关。

肿瘤相关性TTP的主要机制有：①内皮损伤，各种形式的TTP中均可见血管肥大和内膜增生。瘤细胞可直接侵犯血管，放疗或化疗可能对微血管系统造成非特异性、毒性损伤。内皮损伤和内皮下暴露后进一步促进血小板活化和凝血，这种血小板凝聚又会进一步损伤内皮，广泛的血管损伤或血管炎可导致TTP。血管内皮生长因子抗体或免疫复合物、自由基损伤等也可介导内皮损伤。微血管内皮细胞凋亡也可导致肿瘤相关TTP，并与这些细胞上的凋亡相关因子（factor-related apoptosis，Fas/CD95）的快速表达有关。②免疫相关，肿瘤诱导的补体蛋白活化可诱导TMA，瘤细胞表达的血小板衍生生长因子A和血管内皮生长因子的改变可能导致肺血栓性微血管病变，血栓形成患者肺癌组织中补体基因显著上调。C5a诱导释放细胞因子如IL-6、IL-8和TNF等，也可诱发肿瘤相关TMA，生成终末补体复合物和炎性补体片段。C5a与单核细胞上的受体结合，诱导组织因子表达。TNF-α和IL-6还可增加单核细胞和内皮细胞组织因子（tissue factor，TF）的表达，增强微血管血栓形成。C5a与血小板上的受体结合，导致其活化并诱导血小板聚集。

## 四、肿瘤相关性凝血功能异常

### （一）肿瘤相关性弥散性血管内凝血

恶性肿瘤是弥散性血管内凝血（disseminated intravascular coagulation，DIC）的常见原因之一，常见于急性早幼粒细胞白血病、淋巴瘤、前列腺癌、胰腺癌及其他实体瘤。在实体肿瘤中，约7%的患者发生DIC，且多发生于进展期或晚期。DIC的发生本质是凝血系统失衡。

肿瘤相关性DIC的发生机制主要有：①组织损伤，肿瘤溶解、坏死等可导致组织因子（tissue factor，TF）及TF类物质释放入血，激活外源性凝血系统；②血管内皮损伤，肿瘤坏死及肿瘤治疗过程中产生的细胞因子、炎症介质等可引起血管内皮损伤，导致TF释放启动凝血系统；③血小板活化，肿瘤本身及治疗可诱发血小板聚集与释放，激活凝血系统；④纤溶系统激活，上述因素可进一步发展，可继发纤溶亢进，导致凝血-纤溶进一步失衡。

（二）肿瘤相关性获得性血友病

获得性血友病（acquired haemophilia，AH）主要可分为获得性血友病A（acquired hemophilia A，AHA）和获得性血管性血友病（acquired von Willebrand disease，AvWD）。大约10%的AH患者继发于恶性肿瘤，在实体瘤合并AH中，前列腺癌和肺癌分别占25%。

AHA的发生源于免疫耐受机制的破坏，血液循环中产生抗凝血因子Ⅷ（coagulation factor Ⅷ，FⅧ）自身抗体导致FⅧ活性（FⅧ：C）降低。AHA可继发于恶性实体瘤，也有报道继发于恶性肿瘤PD-1/PD-L1免疫检查点抑制治疗后。

引起AvWD的恶性实体瘤包括Wilms瘤、肾上腺皮质癌、肺癌、胃癌及外周神经鞘瘤等。肿瘤继发性AvWD的发生机制多与瘤细胞表面异位表达血小板GP Ib样受体，从而吸附清除血液循环中的vWF有关。也有个例报道发现在PD-L1抑制剂治疗肺癌中AvWD的发生，且停药后好转，认为是免疫抑制点治疗相关的不良反应。

（三）肿瘤相关性血栓

肿瘤常伴血液高凝状态，深静脉血栓和肺栓塞是其常见并发症。血管壁损伤、血液成分改变和血液流变学异常是Virchow血栓形成的"三要素"。①血管壁损伤：瘤细胞侵犯血管、放化疗、外科手术及侵入性操作等可引起肿瘤患者血管内皮细胞损伤；②血液成分改变：肿瘤患者体内可存在血细胞增多的情况（详见上文），另外，肝脏肿瘤、肿瘤累及肝脏或者合并肝功能异常等可导致获得性抗凝蛋白含量和活性异常；③血液流变学异常：血液成分改变可引起血液黏滞度增高、红细胞变形能力下降，另外，肿瘤患者特别是晚期肿瘤患者长期卧床、肿瘤局部压迫血管等也可引起血流瘀滞。

## 五、肿瘤相关性噬血细胞综合征

肿瘤相关性噬血细胞综合征（malignancy-associated hemophagocytic lymphohistiocytosis，MAHS）是一类由于继发性原因导致免疫异常的过度炎症反应综合征，特征是淋巴细胞、单核细胞和巨噬细胞系统异常激活、增殖并分泌大量炎性细胞因子。MAHS主要继发于淋巴瘤、白血病等血液系统恶性肿瘤，也可继发于少数实体肿瘤，如胃癌、胸腺癌和胚胎细胞肿瘤等。MAHS主要可分为两类：①肿瘤诱发的噬血细胞综合征，出现在肿瘤发生、进展及复发过程中，肿瘤本身及肿瘤相关病毒感染是主要诱因；②肿瘤治疗相关性MAHS，包括继发于肿瘤化疗、免疫检查点治疗或治疗相关性感染。实体肿瘤中发生MAHS多为后者。

目前，MAHS的发病机制尚不明确，可能机制如下：①肿瘤细胞对免疫细胞持续的抗原刺激导致促炎细胞因子分泌增高；②HAVCR2基因突变等使个体获得肿瘤及噬血细胞综合征的遗传易感性；③免疫检查点抑制剂等免疫治疗及肿瘤相关感染发生后导致免疫激活使细胞毒性T细胞及单核巨噬细胞活化，从而使单核巨噬细胞吞噬功能增强，分泌大量细胞因子如IL-18、IL-10、IL-12、TNF-α等，同时瘤细胞自身分泌大量细胞因子，两方面形成正反馈调节机制导致MAHS的发生。

# 第三章

# 血液肿瘤对血液系统的影响

血液肿瘤是起源于造血系统的恶性肿瘤，主要类型包括各种淋巴瘤、多发性骨髓瘤、急性/慢性白血病及骨髓增殖性肿瘤、骨髓增生异常综合征等。血液肿瘤常伴有细胞遗传学和/或分子学改变，导致血液肿瘤细胞的恶性克隆性增殖，直接或间接影响正常造血。血液肿瘤对血液系统的影响包括疾病本身的影响，也包括疾病治疗对血液系统的影响。

## 一、血液肿瘤对血液系统的影响及机制

### （一）血液肿瘤疾病本身的对血液系统的影响

按照血液肿瘤主要的发生或生长部位及对造血系统的影响，可分为主要发生在骨髓的血液肿瘤和发生在骨髓外的血液肿瘤。前者包括各种白血病、骨髓增殖性肿瘤（myeloproliferative neoplasm，MPN）、骨髓增生异常综合征（myelodysplastic syndromes，MDS）、多发性骨髓瘤（multiple myeloma，MM）以及侵犯骨髓的淋巴瘤；后者主要是无骨髓侵犯的淋巴瘤。

主要累及骨髓的血液肿瘤对血液系统的影响普遍存在。体现在外周血和/或骨髓中，主要是正常血细胞减少（如贫血、血小板减少）和异常肿瘤性细胞（如白血病细胞）增多，有时伴出凝血障碍。有白血病时，白血病

细胞常明显增多；真性红细胞增多症时，则异常红细胞增多。

正常造血抑制是最主要的血液系统异常。原因包括血细胞生成减少或无效造血、破坏增多、出凝血异常的影响等。具体机制包括：①最主要机制是肿瘤细胞在骨髓中大量增殖，直接影响正常造血干细胞分化增殖，包括正常干细胞数量减少、分化功能受抑制、造血龛被挤占，以及对造血原料的掠夺。但应看到，白血病情况下骨髓内残存的正常造血干细胞，在脱离白血病环境后（包括疾病缓解后），其造血分化功能仍是正常的。②破坏增多（溶血）：部分血液肿瘤尤其淋巴系统肿瘤患者，合并自身免疫性溶血，如慢性淋巴细胞白血病、淋巴瘤、骨髓瘤。部分患者合并脾大、脾功能亢进，破坏血细胞增多；少部分情况下，如噬血细胞综合征，可造成血细胞破坏增加。③无效造血：造血干细胞分化产生的血细胞存在异常，导致原位破坏或凋亡，形成无效造血。主要见于骨髓增生异常综合征或其他情况下可能合并的异常造血。④出凝血异常：血液肿瘤患者会因各种原因容易出血，导致贫血；或存在DIC，可同时导致出血、血细胞破坏及凝血功能障碍。⑤造血原料缺乏：血液肿瘤患者由于食欲缺乏、消化功能下降、营养摄入明显减少，或者存在慢性失血，可导致铁、叶酸、维生素等造血原料严重缺乏，引起血细胞生成减少。

未累及骨髓的血液肿瘤，如淋巴瘤，对血液系统影响相对较小，其主要机制包括：合并自身免疫性溶血性贫血、肿瘤直接或间接分泌的造血负调控因子影响正常造血、合并脾功能亢进、合并噬血细胞综合征，以及出血、营养缺乏等。

（二）血液肿瘤治疗对血液系统的影响

1.药物化疗对血液系统的影响

治疗血液肿瘤的药物，包括各种细胞毒性药物、肾上腺糖皮质激素、靶向药物、免疫调节药物及免疫检查点抑制剂等，其中多数对正常造血都有抑制或杀伤作用。

治疗血液肿瘤的细胞毒性（化疗）药物，对正常造血的影响是显著和不可避免的。因此，在治疗过程中，几乎均可看到正常粒细胞、红细胞和血小板不同程度降低。血液肿瘤化疗后骨髓抑制一般在化疗后7~10天最明显，10~14天逐渐恢复。治疗淋巴系统肿瘤常用的肾上腺糖皮质激素，其对正常淋巴细胞也有杀伤作用。靶向药物（如酪氨酸激酶抑制剂、BCL-2抑制剂、BTK抑制剂、CD30单抗等）造血细胞影响较小，也存在不同程度的脱靶效应。免疫调节剂如来那度胺、泊马度胺等，对造血干细胞也有影响。近年发现少数患者应用免疫检查点抑制剂如PD1抗体后，出现严重的血小板降低，机制尚不清楚。

2.放射治疗对血液系统的影响

部分淋巴瘤患者可能采取放疗，如早期霍奇金淋巴瘤、NT/K细胞淋巴瘤、滤泡性淋巴瘤、边缘区B细胞淋巴瘤等，或Ⅲ-Ⅳ期伴大包块的侵袭性淋巴瘤患者。盆腔放疗后可能影响髂骨骨髓造血，引起血细胞减少。

3.其他

血液肿瘤患者化疗结束后，可能出现血细胞计数长期低于正常水平（可长达数年），除外其他血细胞减少的原因，考虑为骨髓增生减低引起，如果患者中性粒细胞$>1.00×10^9$/L、血小板$>20×10^9$/L、血红蛋白$>60$ g/L，且无明显贫血、感染、出血倾向等相关症状，可予观察。

患者治疗结束数年，血常规已经恢复后可能再次出现血细胞减少，需警惕疾病复发，或继发其他血液系统或非血液系统疾病，应查找是否存在感染、造血原料缺乏、慢性失血等原因，可行骨髓穿刺检查协助明确诊断。但仍有一部分患者无法明确血细胞减少的原因，应密切随访，必要时复查骨髓穿刺。

## 二、治疗原则

血液肿瘤对血液系统产生影响，主要问题还是血细胞减少。存在血细胞持续减少的患者，需明确原因。初诊患者多数由原发病引起。但治疗过程中出现的则需要仔细检查分析。如进行骨髓穿刺除外疾病未缓解或化疗后骨髓抑制尚未恢复，检测血清铁、叶酸、维生素 $B_{12}$ 水平除外造血原料缺乏，溶血、血小板抗体相关检测除外免疫相关血细胞减少，以及注意治疗相关的 MDS 等。根据血细胞减少的原因进行治疗。

### （一）原发病的治疗是根本

血液肿瘤影响造血的主要原因是大量肿瘤细胞占据骨髓后影响了正常造血，因此，杀灭瘤细胞是第一要务。在血液肿瘤治疗之前，往往已经存在正常血细胞减少，化疗药物的使用，势必会"雪上加霜"，但没有疾病的缓解，就没有造血的恢复。因此，顶着风险进行化疗，常常是血液肿瘤尤其急性白血病治疗的无奈之举，所以需要积极对症支持治疗如抗感染、输血及血小板等。白血病缓解后，正常造血功能往往就能较快恢复。

（二）根据病因进行治疗

如伴有溶血性贫血的患者（表现为黄疸、血清间接胆红素升高、血浆游离血红蛋白增高、网织红细胞增多、直接Coombs试验阳性等），可应用糖皮质激素[如泼尼松1~1.5 mg/（kg·d）]，待红细胞数量正常后逐渐减量激素。造血原料缺乏患者，则予以补充相关造血原料。

（三）对症支持治疗

血细胞明显减少时，必要的支持治疗非常关键。骨髓抑制期中性粒细胞<$1.00×10^9$/L的患者可予重组人粒细胞刺激因子（rhG-CSF）3~5 μg/（kg·d）促进白细胞生成；淋巴瘤患者也可在化疗后24~48小时应用长效升白针进行预防性治疗。血小板<$20×10^9$/L的患者可成分输注血小板，必要时可应用重组人血小板生成素[TPO，300 U/（kg·d）]或重组人白介素-11[IL-11，25~50 μg/（kg·d）]促进血小板生成；血红蛋白<60 g/L的患者可成分输注红细胞，如高龄或一般情况较差者可适当放宽输血指针。

三、几种主要血液肿瘤对血液系统的影响

（一）白血病

白血病是起源于造血干、祖细胞的恶性血液系统肿瘤。具有增殖和生存优势的白血病细胞在体内不受控制地增殖、累积，抑制正常造血，亦可侵犯其他器官和组织，导致患者出现贫血、出血、感染等症状，甚至导致死亡。

根据自然病程不同，白血病可分为急性白血病和慢性白血病。根据细胞起源不同，急性白血病（acute leukemia，AL）可分为急性髓系白血病（acute myeloid leukemia，AML）和急性淋巴细胞白血病（acute lymphoblastic leukemia，ALL）。急性白血病患者多在初诊时表现为贫血和/或血小板减少，白细胞计数可增多或减少。慢性白血病患者初诊时常检查出白细胞增多，伴或不伴贫血及血小板减少。

白血病患者贫血、血小板减少的主要原因是白血病细胞浸润骨髓，正常造血受到抑制。此外，化疗后骨髓抑制、造血原料缺乏、溶血、失血等也会引起贫血。

白细胞计数增高是白血病常见表现。高白细胞综合征发生于约5%的AML患者和15%的CML患者，AML患者白细胞计数>$100×10^9$/L，慢性髓细胞白血病（chronic myelogenous leukemia，CML）患者白细胞计数>$300×10^9$/L常会出现高白细胞综合征，引起肺功能不全、中枢神经系统功能障碍、颅内出血、阴茎异常勃起等症状。高白细胞综合征患者可通过化疗或/和靶向治疗改善，必要时行白细胞单采。当血液、骨髓和组织中大量白血病细胞被细胞毒性药物杀死时，会导致肿瘤溶解综合征，血清和尿液中尿酸显著增高，可引起梗阻性尿路病变和肾衰竭。对肿瘤溶解发生风险较高者，应密切监测相关血液指标（钾、尿酸、钙、磷及 LDH 等），同时进行充足的水化碱化，并应用别嘌醇预防尿酸形成。出现肿瘤溶解表现时应给予尿酸氧化酶。预治疗可降低发生肿瘤溶解的风险，如 ALL、慢性淋巴细胞白血病（chronic lymphocytic leukemia，CLL）患者可应用糖皮质激素[如泼尼松或地塞米松等，按泼尼松 1 mg/（kg·d）口服或静脉用，连续 3~5 天]进行预治疗，也可联用环磷酰胺[200 mg/（$m^2$·d），静滴，连续 3~5 天]；AML、CML 患者可在化疗前应用羟基脲降低肿瘤负荷。

白血病对凝血系统也有较大影响，尤其急性早幼粒细胞白血病，可引起弥散性血管内溶血、纤溶亢进，也可引起血浆中蛋白C、蛋白S、抗凝血酶浓度下降，导致出血，如皮肤黏膜出血、关节腔出血、呼吸道出血、消化道出血，甚至脑出血等。血细胞异常增高，包括白血病引起的高白细胞综合征、骨髓增殖性肿瘤（myelo-proliferative neoplasm，MPN）患者红细胞、血小板显著增高，可导致微血管血栓形成，甚至大血管血栓形成，引起脑梗死、心肌梗死等并发症。需积极对症支持治疗，如输注血浆、凝血因子，必要时溶栓或连续肾脏替代治疗（continuous renal replacement therapy，CRRT）。

（二）多发性骨髓瘤

多发性骨髓瘤（multiple myeloma，MM）是最常见的浆细胞肿瘤。恶性浆细胞大量增殖，合成和分泌大量单克隆免疫球蛋白，引起骨质破坏、贫血、高钙血症、感染、高黏滞血症、肾功能不全等临床表现。多发性骨髓瘤对血细胞的影响，最常见的是贫血。贫血的主要原因是肿瘤细胞浸润骨髓，正常造血受到抑制。此外，肾功能不全、反复感染、营养不良等因素也与贫血相关。骨髓瘤细胞侵犯骨髓，也会引起血小板减少。此外，MM 患者可能合并免疫性血小板减少。

贫血、血小板减少主要通过控制疾病得以改善，必要时可成分输血。伴肾功能不全的贫血患者，可检测血清促 EPO 水平，如 EPO 减低的患者可应用 EPO 治疗（3000~10000 U/次，1周3次）。

多发性骨髓瘤对凝血功能及血栓形成有较大影响。MM患者血清中的大量单克隆球蛋白覆盖于血小板及凝血因子表面，影响其功能，导致凝血功能异常。患者可表现为皮肤黏膜出血，甚至内脏出血、颅内出血。单克隆球蛋白包裹红细胞，导致红细胞之间的负电荷排斥力减低，红细胞容易发生聚集，血液黏滞度增加，易造成微循环障碍，引起高黏滞综合征，表现为头晕、头痛、视力障碍、肢体麻木、肾功能不全。有效化疗是治疗高黏滞综合征的首要措施。但高黏滞综合征症状较重者，如出现心力衰竭、视力减退、意识障碍时，可行血浆置换（每次交换2000~3000 mL，必要时可重复）。

MM患者应行静脉血栓（venous thromboembolism，VTE）风险评估，尤其接受免疫调节剂（沙利度胺、来那度胺、泊马度胺）治疗者，或存在VTE高风险者，应行预防性抗凝或抗血栓治疗，住院患者推荐应用低分子肝素或华法林，门诊患者推荐应用利伐沙班或阿司匹林预防。

（三）淋巴瘤

淋巴瘤是原发于淋巴造血系统的恶性肿瘤。可发生于淋巴结和/或淋巴结外组织，也可侵犯骨髓，以白血病形式存在。恶性淋巴瘤患者中10%~20%伴有贫血。贫血原因包括：淋巴瘤细胞侵犯骨髓、脾功能亢进导致血细胞破坏、溶血性贫血、造血原料缺乏、慢性失血等。淋巴瘤伴血小板减少的原因包括免疫性血小板减少、淋巴瘤侵犯骨髓、脾功能亢进、噬血细胞综合征等。

对出现贫血、血小板减少患者，首先应明确血细胞减少原因，通过骨髓穿刺，病毒筛查，溶血相关检测，血小板抗体检测，血清铁，叶酸，维生素$B_{12}$水平检测，血涂片红细胞形态，腹部B超，可溶性CD25，NK细胞活性检测等协助鉴别。骨髓侵犯或免疫相关血细胞减少，通过化疗、靶向治疗控制淋巴瘤疾病后可能得到改善，免疫相关血细胞减少可联合糖皮质激素治疗。合并噬血细胞综合征者应尽快控制原发病，可应用地塞米松、依托泊苷、芦可替尼等药物进行化疗。

# 第四章

# 肿瘤相关性白细胞减少

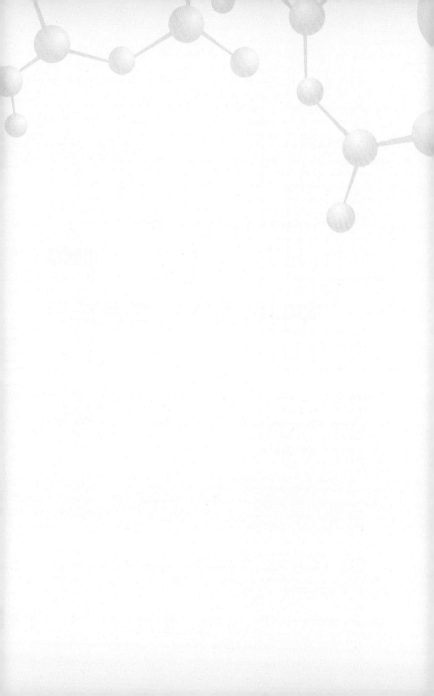

肿瘤相关性白细胞减少（cancer related leukopenia，CRL）是指肿瘤患者在肿瘤发生发展及治疗等过程中发生的白细胞减少（外周血白细胞总数低于$4.0 \times 10^9$/L），并由此导致的一系列临床症状。CRL常指肿瘤相关性粒细胞减少（granulocytopenia），包括中性粒细胞、嗜酸性粒细胞及嗜碱性粒细胞减少，最主要的是肿瘤相关性中性粒细胞减少（cancer related neutropenia，CRN）。CRN指成人外周血中性粒细胞绝对值低于$1.5 \times 10^9$/L（WHO低于$1.8 \times 10^9$/L），儿童低于$1.5 \times 10^9$/L，婴幼儿低于$1.0 \times 10^9$/L；中性粒细胞绝对值低于$0.5 \times 10^9$/L时称为粒细胞缺乏（agranulocytosis）。CRN是引起中性粒细胞减少症的一种病因，而中性粒细胞减少症还包含自身免疫疾病相关中性粒细胞减少症、先天性中性粒细胞减少症、周期性中性粒细胞减少症等。

## 一、病因及发病机制

CRN的病因及发病机制可归纳为两大方面。

### （一）粒细胞生成减少或无效生成

①肿瘤治疗药物：包括细胞毒和非细胞毒化疗药物，还有靶向药物。②放射线。③化学物质：砷酸等。④感染：肿瘤患者合并感染可引起中性粒细胞减少，细

菌、病毒、立克次体、寄生虫感染均可引起中性粒细胞减少。感染引起中性粒细胞减少的机制较为复杂，包括感染导致的造血前体细胞生成减少、中性粒细胞黏附与内皮细胞及消耗增多等，其中以病毒感染最多见。⑤获得性造血原料及微量元素缺乏：包括叶酸及维生素 $B_{12}$、铜的缺乏等均可引起粒细胞减少，很多肿瘤病人进食差或无法进食等，易导致造血原料缺乏。⑥继发或合并血液病：骨髓转移瘤、骨髓纤维化、白血病、再生障碍性贫血、骨髓增生异常综合征等。

（二）粒细胞破坏增多

①脾功能亢进：脾功能亢进导致中性粒细胞在脾脏分布增加及破坏增多，通常亦存在血小板减少与贫血。②免疫性中性粒细胞减少：抗原-抗体复合物、自身抗体及细胞因子介导的细胞损伤，例如药物免疫性粒细胞减少，某些肝炎病例也可由于自身免疫机制而导致中性粒细胞减少等。

（三）粒细胞消耗增多

病毒性感染或败血症时中性粒细胞在血液或炎症部位消耗增多。

## 二、临床表现及分类

### （一）分类

CRN根据中性粒细胞减少的程度分为：轻度（绝对值$\geq 1.0 \times 10^9/L$）、中度[$(0.5\sim 1.0) \times 10^9/L$]和重度的中性粒细胞减少（$<0.5 \times 10^9/L$）。

### （二）临床表现

患者有或无中性粒细胞减少或降低的症状或体征。一些患者，如中性粒细胞减少同时出现血小板减少和贫血，临床表现通常包括出血、乏力、心悸等。如中性粒细胞减少是偶然发现，孤立性中性粒细胞减少症患者可以无任何特定症状，也可有乏力、头晕、全身倦怠等症状，发热可能是患者的首发症状。

中性粒细胞减少最突出的表现是容易发生感染，最常见的感染部位是皮肤、口腔黏膜、上呼吸道和肺。感染的危险程度与中性粒细胞减的严重程度呈正相关，感染发生的频率和严重程度差异非常大，取决于中性粒细胞减少的机制、速度、程度和持续时间。轻度的中性粒细胞减少（绝对值$\geq 1.0 \times 10^9/L$），几乎无感染风险。通常情况下，中度减少[$(0.5\sim 1.0) \times 10^9/L$]除存在其他合并因素仅有轻的感染风险。重度中性粒细胞减少（$<0.5 \times 10^9/$

L）为感染的易患因素，当中性粒细胞低于$0.1×10^9/L$，细菌败血症及真菌感染的风险明显增加。此外皮肤黏膜的完整性、患者营养状态等也决定了感染发生的危险度。超过80%的血液肿瘤患者和10%~50%的实体瘤患者在不少于1个疗程化疗后会发生与粒细胞缺乏有关的发热。继发于恶性肿瘤骨髓转移，伴有骨痛、贫血、血小板减少等。肿瘤相关性脾功能亢进者可有脾大、贫血、血小板减少等。

## 三、诊断与鉴别诊断

CRN诊断流程图如下。

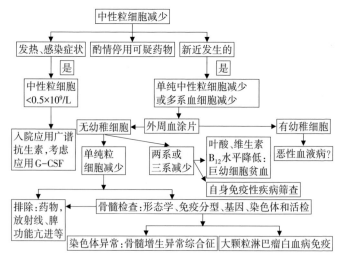

图1　CRN诊断流程

CRN患者首先需要明确疾病的严重程度及是否有发热和败血症等，若有严重CRN伴发热、败血症者则应立即给予静脉经验性抗生素治疗并进行细菌学检查，然后进行病因学诊断。

（一）病史

有肿瘤或肿瘤相关治疗史，近期有无感染史，既往有无白细胞减少史、是否反复发作，既往有无自身免疫疾病病史。

（二）临床表现

某些临床特点有助于病因诊断，注意诱发CRN的原发病体征，如中度、重度CRN（粒细胞绝对值<1.0×10⁹/L）是由于严重感染所致，则临床出现高热和畏寒等症状；如脾大则考虑是否为脾功能亢进；淋巴结肿大、肝脾大、胸骨压痛考虑肿瘤骨髓转移、淋巴瘤和白血病等。

（三）血常规

提示新近出现的中性粒细胞减少，伴或不伴血红蛋白及血小板减少。血常规及白细胞分类是确定和处置中性粒细胞减少患者的关键性检查，关注点：①中性粒细胞绝对值，而不是白细胞总数，因为大多数中性粒细胞缺乏的患者淋巴细胞数正常或接近正常，此时白细胞总数并无明显减少；②判断粒细胞减少的程度。

（四）病因诊断

1.外周血形态检查

有助于初步判断CRN的原因，如原始细胞增多提示白血病等血液恶性肿瘤，异型淋巴细胞增多需注意病毒感染。

2.感染指标

怀疑感染所致CRN者，检测细菌包括伤寒杆菌、志贺菌、布鲁杆菌、结核分枝感菌等；病毒包括普通的呼吸道病毒如呼吸道合胞病毒、流感病毒、CMV、EBV、HIV等，寄生虫包括杜氏利会曼原虫、疟原虫等。

3.影像学检查

CT或X线片了解有无感染；必要时行PET-CT以除外肿瘤全身转移或鉴别恶性疾病。

4.超声

可行肝脾、淋巴结及泌尿生殖系统超声检查，了解有无淋巴结肿大、肝脾肿大及占位性病变和感染灶。

5.骨髓穿刺

①血液疾病：例如急性白血病、再生障碍性贫血、骨髓增生异常综合征等，可行骨髓穿刺检查包括骨髓形

态、骨髓活检病理、免疫分型、基因及染色体检查。②肿瘤转移至骨髓：伴有贫血及血小板减少，可行骨髓穿刺活检。但需指出，骨髓穿刺并不是诊断中性粒细胞减少的必需检查。只有高度怀疑血液病、需除外血液病或了解有无肿瘤骨髓转移时才考虑行骨髓穿刺。

6.除外其他引起中性粒细胞减少的全身性疾病

如疑为自身免疫性疾病，则应检测抗核抗体、类风湿因子、抗双链DNA、抗中性粒细胞抗体、免疫球蛋白等；如疑为甲状腺疾病，则应检测甲状腺功能。

## 四、治疗

### （一）病因治疗

CRN的治疗主要是病因治疗，针对导致CRN的各种原发性疾病及诱发因素的治疗等，如肿瘤放化疗或靶向药物所致CRN者可根据中性粒细胞减少程度、有无感染、肿瘤本病的治疗等决定是否减停剂量和调整间隔；如感染所致CRN者，积极控制感染。

CRN的主要表现是感染，但感染发生的危险度与CRN减少程度相关：中性粒细胞数（1.0~1.8）×$10^9$/L的患者感染发生的可能性小，（0.5~1.0）×$10^9$/L的患者居中，<0.5×$10^9$/L的患者可能性最大。此外，感染发生的

频率和严重程度与CRN的原因和病程有关，一般来说，继发于细胞毒药物、放疗等所引起者，比其他原因所致患者其感染发生概率更大。因此CRN的治疗应因人而异，因病而异。

（二）升中性粒细胞数的治疗

1. 促白细胞生成药物

目前在临床上应用的升白细胞药物有很多，如维生素 $B_6$、维生素 $B_4$、肌苷、利可君等，但均缺乏肯定和持久疗效。因此，初治可选用1~2种，每4~6周更换一组，直到有效，若连续数月不见效，不必再续用。

2. 集落刺激因子治疗

主要有重组粒细胞集落刺激因子（rhG-CSF）和粒细胞-巨噬细胞集落刺激因子（rhGM-CSF）。一般用rh-CSF或rhGM-CSF治疗严重粒细胞减少（$<0.5\times10^9/L$）或粒细胞减少伴发热、感染患者。

（三）粒细胞缺乏（$<0.5\times10^9/L$）的治疗

1. 一般处理

粒细胞缺乏患者出现发热时，应按照内科急诊患者对待，立即收入院治疗，有条件应将患者置于层流病房或相对无菌病区内。注意房间、地板等消毒。患者常规每日3次用1∶2000氯己定溶液漱口，每日2次高锰酸钾溶液坐浴，食物蒸透或用微波炉加热消毒后使用。医护人员需严格执行无菌操作。

2.感染的治疗

完善血、尿、便等部位的病原菌检查后，立即给予经验性广谱抗生素治疗。经验性治疗抗生素原则是抗生素必须是杀菌剂、抗菌谱广、能减少耐药菌的发生以及毒副反应小且具安全性。其一为单药治疗方案，可选用头孢三代、四代或碳青霉烯类抗生素如亚胺培南或美罗培南。其二，如患者高度提示革兰阳性球菌感染，则用万古霉素、利奈唑胺或达托霉素联合头孢三代、四代或碳青霉烯类抗生素如亚胺培南或美罗培南双药联合用药方案。对接受抗感染治疗72~96小时后，未能明确病原菌者，在抗菌药物治疗无效时，需考虑真菌、病毒和其他病原菌感染的可能，调整抗感染药物。

3.集落刺激因子治疗

主要有rhG-CSF[2~5 μg/（kg·d），皮下注射]和rhGM-CSF[3~10 μg/（kg·d），皮下注射]。治疗不仅通过促进骨髓内粒细胞生成和释放而使中性粒细胞数升高，而且可以激活成熟中性粒细胞，从而使其吞噬功能增强而有利于感染的控制。中性粒细胞绝对值＞$1.0×10^9$/L时停药。

4. 其他治疗

静脉丙种球蛋白可改善患者体液免疫缺陷状态，推荐剂量为5~10 g，每周一次。糖皮质激素应用尚有争议，如考虑自身免疫因素导致粒细胞缺乏，可使用泼尼松30~60 mg/d，如用药后无效即停药，以避免加重感染。

# 第五章

# 肿瘤相关性贫血

贫血是指人体外周血红细胞容量减少，低于正常范围下限的一种常见临床症状。由于红细胞容量测定较为复杂，所以临床上常以外周血中单位容积内血红蛋白量、红细胞数或红细胞比容来代替红细胞容量反映贫血程度，一般以血红蛋白量低于正常参考值95%的下限作为贫血的诊断标准。肿瘤相关性贫血（cancer related anemia，CRA）是指在肿瘤发生、发展及治疗、随访等过程中出现的贫血，是恶性肿瘤的常见并发症之一。CRA可发生在肿瘤诊治的任何阶段，发生率与患者年龄、肿瘤类型、临床分期及肿瘤治疗等因素密切相关，差异较大。据统计，30%~90%的肿瘤患者在病程中会发生贫血，晚期肿瘤患者更为常见。CRA患病率较高的血液肿瘤主要包括慢性粒细胞白血病、急性白血病和多发性骨髓瘤；实体瘤中患病率较高的是胃肠道、妇科和泌尿系肿瘤。CRA不仅影响患者对放化疗的耐受性，降低肿瘤组织对放化疗的敏感性，还可引起多种临床症状，如困倦乏力、心悸气短、头晕眼花、耳鸣失眠、注意力不集中、记忆力减退等，严重影响患者生活质量并降低生存时间。2019年针对我国97家医院7324例恶性肿瘤患者贫血现状的一项回顾性、横断面调查研究显示，我国CRA发生率约为49.24%，且92.84%患者未给予任何纠正贫血的措施和治疗，多因素回归分析显示CRA是独立于放化疗之外影响肿瘤患者生存的危险因素。因此，CRA已成为影响恶性肿瘤患者生活质量及生存预后的重要临床问题，应当引起足够重视。

## 一、CRA诊断分类

### （一）CRA诊断分级

对于贫血，国内外诊断标准有所不同，我国标准是在海平面地区，成年男性血红蛋白（Hb）<120 g/L；非妊娠成年女性Hb<110 g/L；妊娠女性Hb<100 g/L。目前CRA的国际诊断分级标准主要有两个，分别是美国国立肿瘤研究所（national cancer institute，NCI）和世界卫生组织（world health organization，WHO）贫血分级标准。欧美国家大多采用NCI贫血分级标准。两者在轻中度贫血的分级上略有差别，中国根据临床实践和治疗方法也进行了分类，具体CRA分级如下表。

表1　肿瘤相关性贫血分级标准

| 贫血分级 | 分级标准（g/L） | | |
|---|---|---|---|
| | NCI标准 | WHO标准 | 我国标准 |
| 0级（正常） | 正常值[a] | 正常值[b] | 正常值[c] |
| 1级（轻度） | 100~正常值 | 110~正常值 | 90~正常值 |
| 2级（中度） | 80~100 | 80~109 | 60~90 |
| 3级（重度） | <80 | <80 | 30~60 |
| 4级（极重度） | 威胁生命 | | <30 |

a. NCI标准正常值：男性 Hb 为 140~180 g/L，女性 Hb 为 120~160 g/L。

b. WHO标准正常值：成年男性 Hb 不低于 130 g/L，非妊娠成年女性 Hb 不低于 120 g/L，妊娠女性 Hb 不低于 110 g/L。

c. 我国标准正常值：成年男性 Hb 不低于 120 g/L，非妊娠成年女性 Hb 不低于 110 g/L，妊娠女性 Hb 不低于 100 g/L。

## （二）CRA形态分类

CRA归类诊断常从形态学分类开始，将CRA分为小细胞性贫血、正常细胞性贫血、大细胞性贫血。还可根据红细胞及血红蛋白水平（如低色素性、正常色素性）或反映骨髓生成能力的网织红细胞计数来分类。低网织红细胞计数表明红细胞生成减少，而高网织红细胞计数示红细胞破坏增加，骨髓红系代偿性增生。

（三）CRA病因分类

1.肿瘤本病相关CRA

肿瘤本病相关CRA指由肿瘤本身因素引起的贫血，如肿瘤浸润骨髓，肿瘤相关慢性炎症，肿瘤所致出血、溶血、营养不良、铁代谢异常、肝肾功能损伤及肿瘤细胞分泌的各种细胞因子等原因，都会导致骨髓红系增生低下、外周红细胞破坏增多及红细胞对铁利用障碍等，从而引起CRA。这种类型的贫血多数是低增生性、正常红细胞性、正色素性、血清铁和转铁蛋白饱和度降低，而血清铁蛋白正常或升高。

2.肿瘤治疗相关CRA

肿瘤治疗相关CRA指由肿瘤治疗因素引起的贫血，如手术、放疗、化疗、免疫治疗和靶向治疗等都可引起CRA。手术相关出血及术后脏器功能下降或紊乱常会引起营养物质吸收障碍而导致贫血。骨髓抑制是肿瘤化疗和放疗的常见不良反应。化疗药物可通过阻断红系前体细胞的合成直接影响骨髓造血。细胞毒性药物的骨髓抑制效应可能会在重复治疗周期的过程中蓄积，导致贫血发生率和严重程度随化疗周期延长而增高和加重。铂类药物导致的肾毒性为CRA发生的重要因素。此外，免疫治疗和靶向治疗药物也会引起血液毒性，如与PARP抑制剂（奥拉帕尼、尼拉帕尼等）相关严重贫血的发生率为9.1%，PD-1抑制剂卡瑞利珠单抗贫血发生率为11%，其中3~4级为2%。

## 二、CRA病情评估

### （一）CRA启动评估时机

肿瘤患者存在贫血并不全是CRA，其中一些可能与肿瘤无关。因此，评估总体目标是在开始治疗前确定贫血特征，并确定任何潜在可纠正的共病。CRA评估启动时机一般为血红蛋白（Hb）≤110 g/L或低于基线值≥20 g/L。

### （二）CRA病情评估原则

1.评估可能的贫血原因

1）结合血常规中网织红细胞计数（reticulocyte，RET）和红细胞平均体积（mean corpuscular volume，MCV）两个指标，初步将贫血分为增生活跃性或增生不良性两大类；其次根据红细胞体积分为大、中、小细胞性贫血。询问有无相关病史并行相应实验室检查：如出血（便隐血试验、内镜检查等）；溶血（直接抗球蛋白试验、弥散性血管内凝血检查、结合珠蛋白、间接胆红素、乳酸脱氢酶、红细胞寿命检测等）；营养（铁、总铁结合力、铁蛋白、维生素 $B_{12}$、叶酸等）；遗传（询问有无相关既往史、家族史等）；肾功能异常［肾小球滤过率 $< 60$ mL/（min·1.73 m²）不少于 3 月，内源性促红细胞生成素水平］；化疗诱导的骨髓抑制；放疗诱导的骨髓抑制；内分泌功能紊乱（性腺功能减退、肾上腺功能障碍、甲状腺功能亢进等）；炎症性贫血（如 C 反应蛋白、血沉）等。

2）铁缺乏评估：缺铁性贫血是全球最常见的贫血类型，也是 CRA 最常见的病因之一。肿瘤患者铁缺乏最常见原因是吸收不足（如胃切除术）、失血性铁丢失过多（如子宫、胃肠道或泌尿系统出血）及其他的肿瘤相关因素（如厌食所致的铁摄入不足）。怀疑铁缺乏者应行铁缺乏评估。骨髓铁染色被认为是判断铁缺乏的"金标准"，但具有损伤性，一般不作为常规检查。其他常见指标包括血清铁、总铁结合力、转铁蛋白饱和度、血清铁蛋白、锌卟啉/H、可溶性转铁蛋白受体等。血清铁蛋白反映铁储备状况，一般认为小于 15 μg/L 为铁缺乏，但应注意肿瘤相关慢性炎症可使血清铁蛋白水平出现假性升高。

2.评估病情严重程度

1）评估贫血严重性：可分为轻度（Hb 90 g/L~正常

值）；中度（Hb 60~90 g/L）；重度（Hb 30~60 g/L）；极重度（<30 g/L，危及生命，急需干预）。

2）评估症状严重性：观察患者有无心、肺、脑等相关症状，并询问有无心脏病、慢性肺部疾病或脑血管疾病等病史。

## 三、CRA治疗原则

### （一）肿瘤本病相关CRA

**1.实体瘤治疗原则**

根据病因进行治疗是基本原则；如有明显乏氧症状应行输血支持治疗，尽快纠正贫血症状；如合并缺铁，可根据具体情况适时补铁；无明显症状密切观察；如是肿瘤根治性治疗或正在肿瘤治疗中，不建议使用促红细胞生成素类药物。

**2.血液肿瘤治疗原则**

1）骨髓异常增生综合征（MDS）对 IPSS 中危-2、高危及 WPSS 高危、极高危患者，以治疗原发病为主，可输血，特定情况可考虑使用促红细胞生成素（erythropoietin，EPO）类药物。对于 IPSS 低危、中危-1 和 WPSS 极低危、低危、中危患者，如血清 EPO>500 mU/mL，以治疗原发病为主或输血；如血清 EPO≤500 mU/

mL，可皮下注射 EPO 10000 U 每周 3 次，或 36000 U 每周 1 次；或静脉滴注 40000~60000 U 每周 1 次。

2）其他血液肿瘤应按相关指南进行针对病因治疗，根据症状轻重决定是否输血，并评估患者是否适用 EPO 类药物治疗。

3.对症支持治疗

无论实体瘤还是血液肿瘤，都可根据患者症状进行对症支持治疗，如有明显乏氧症状则进行输血；当为肿瘤姑息治疗，如无明显乏氧症状而欲提高患者生活质量时，可视具体情况使用 EPO 类药物。

4.肿瘤相关炎症所致 CRA 治疗

针对原发病治疗；如有明显乏氧症状，则采用输血治疗；如无明显乏氧症状而欲提高患者生活质量时，适用 EPO 类药物；如明确存在绝对性铁缺乏（如合并缺铁性贫血等）或 EPO 治疗低反应，可考虑采用铁治疗（推荐静脉铁剂）。

（二）肿瘤治疗相关 CRA

1.存在以下情况者，首先考虑输血支持

重度及以上贫血患者；中度并伴有严重症状，需立即纠正 Hb 患者；有明确治愈意图肿瘤患者；进行姑息性化疗但需立即改善重度贫血患者；既往使用EPO治疗无效的患者。

2.存在以下情况者，推荐使用EPO类药物治疗

轻度贫血患者；中度但不伴有严重症状，休息和加强营养即可改善症状患者；进行姑息性化疗同时需要改善轻中度贫血的患者；有输血过敏史患者。

## 四、CRA治疗手段

### （一）控肿瘤治疗

对肿瘤本病所致CRA，应按实体瘤或血液肿瘤相应治疗原则治疗。但对于肿瘤治疗所致CRA，应根据贫血严重程度，酌情考虑是否暂停或停止控肿瘤治疗。。

### （二）对症支持治疗

1.输血治疗

（1）输血适应证

在CRA患者的Hb水平明显下降至70~80 g/L前，原则上不考虑输血治疗。存在以下情况者，需考虑输血治疗：①Hb<60 g/L或临床急需纠正缺氧状态时，可考虑输血治疗（Hb<60 g/L，无症状，无明显合并疾病，建议观察，定期再评价；Hb<60 g/L，无症状但合并心脏病、慢性肺病、脑血管疾病等或存在近期高强度化疗或

放疗并伴有 Hb 快速下降等高风险者需考虑输血；Hb<60 g/L，出现持续心动过速、呼吸急促、胸痛、运动性呼吸困难、轻度头痛、晕厥、影响工作和惯常活动的重度疲劳等症状时，需考虑输血）。②对 EPO 治疗无效的慢性症状性贫血患者，可考虑输血治疗。③对无时间和机会接受 EPO 治疗的严重贫血患者，可考虑输血治疗。

（2）输血目标值

1）无症状输血：对无急性冠状动脉综合征且血流动力学稳定的慢性贫血患者，输血目标是将 Hb 维持在 70~90 g/L。

2）有症状输血：对急性出血且伴血流动力学不稳定或氧气输送不足患者，输血目标是纠正血流动力学不稳定，并维持充足氧气输送。对症状性（包括心动过速、呼吸急促、直立性低血压等）贫血（Hb<100 g/L），输血目标是将 Hb 维持在 80~100 g/L，以避免症状发生。在急性冠状动脉综合征或急性心肌梗死情况下的贫血患者，输血目标是将 Hb 维持在 ≥100 g/L。

（3）输血风险管理

1）铁过载风险，铁过载又称铁负荷过多，是指铁供给超过铁需求，引起体内总铁量过多，广泛沉积于人体某些器官和组织的实质细胞，常伴纤维组织显著增生，导致多器官功能损害。肝穿刺活检测定肝铁浓度是评价机体铁负荷状况的"金标准"，还可测定血清铁蛋白（serum ferritin，SF）和转铁蛋白饱和度（transferin saturation，TSAT），SF具有简单易行、相对便宜且可重复检测的特点，是诊断铁过载和监测去铁治疗疗效首选方法。利用MRI测定心脏T2+和肝脏R2值也是评估铁过载风险的方法之一。

2）其他风险：输血还存在感染、过敏、免疫抑制、血容量增大（充血性心衰）及血栓等其他风险。

2.红细胞生成刺激剂（ESA）治疗

（1）ESA起始治疗时机及目标值

红细胞生成刺激剂（erythropoiesis stimulating agents，ESA）是治疗CRA的重要方法。EPO是临床上最常用也是研究最多的ESA。一般ESA启动治疗时机是Hb≤100 g/L，目标值为110~120 g/L，如超过120 g/L，则需要根据患者的个体情况减少EPO剂量或者停止使用EPO。

（2）EPO使用剂量及剂量调整

EPO的主要优点是符合正常生理，生活质量明显改善，可用于门诊患者及耐受性好。主要缺点是仅约2/3

患者有效，且要用药2~4周才起效。目前认为，EPO和输血均为治疗肿瘤患者贫血的主要手段，但EPO治疗的主要目标是减少输血。研究提示，EPO治疗贫血能改善生活质量，使输血需求下降。

EPO起始剂量：EPO为150 U/kg或10000 U每周3次，或36000 U每周1次，皮下注射，或40000 U每周1次，皮下注射或静脉滴注，1个疗程为4~6周。每周监测Hb，如使用EPO后2周内Hb上升≥10 g/L，则减量25%~50%；任何情况下Hb≥120 g/L，则停用EPO，如Hb又回落到≤100 g/L，应恢复EPO用药；如患者对EPO有反应，但仍有贫血症状，则根据本指南重新进行评估治疗。如使用EPO后无反应（使用EPO后6~8周内Hb上升<10~20 g/L），则调整EPO为300 U/kg，或20000 U每周3次，或36000 U每周2次，皮下注射，并根据情况补充铁剂，必要时重新评估潜在肿瘤进展或其他贫血原因。

（3）ESA获益与风险

使用ESA可有以下获益：有效升高和维持Hb水平；减少或避免输血需求；改善患者生活质量和贫血相关症状；增加对放化疗的敏感性等。但也存在以下风险。①

血栓风险：肿瘤患者为静脉血栓栓塞（venous thrombo-embolism，VTE）的高危人群，在ESA治疗前应重视评估肿瘤患者血栓风险；对有高血栓形成的高危人群需行血栓风险管理，如出现血栓，则可用组织型纤溶酶原激活剂（tissue type plasminogenactivator，tPA）或低分子肝素或新型抗凝药磺达肝癸钠（安卓）治疗。用沙利度胺和来那度胺及靶向治疗患者亦可口服阿司匹林40~100 mg/d，以预防深静脉血栓。②可能的肿瘤进展风险：目前尚无临床证据显示在遵循说明书及指南治疗建议使用ESA时会刺激肿瘤疾病进展或复发。③血压升高，原有的高血压恶化和因高血压脑病而出现头痛、意识障碍、痉挛发生，甚至可引起脑出血。故高血压未控制者禁用ESA。在ESA治疗前，应检查血压，并定期监测。

3.铁剂治疗

（1）铁缺乏诊断标准

缺铁可分为3个阶段：储铁缺乏（iron depletion，ID）、缺铁性红细胞生成（iron deficient erythropoiesis，IDE）及缺铁性贫血（iron deficiency anemia，IDA），三者统称为铁缺乏症。绝对铁缺乏，表示铁储备将耗尽，SF减低，SF<30 μg/L且TSAT<20%；功能性铁缺乏，表

示铁储备相对充足，SF正常或升高，SF为30~500 μg/L且TSAT<50%；可能的功能性铁缺乏，SF为500~800 μg/L且TSAT<50%；非缺铁，满足以下1项即可判断，SF>800 μg/L或TSAT≥50%。

（2）铁缺乏治疗

①绝对性铁缺乏：需补充静脉铁或口服铁；②功能性铁缺乏：考虑补充静脉铁剂；③可能的功能性铁缺乏：无须补铁，或对特定患者考虑静脉补铁；④非缺铁：无须补铁。口服铁剂的优点是使用方便。缺点是服用后仅有10%左右被人体吸收，同时胃肠道刺激症状较重，部分患者对口服铁剂过敏。口服铁剂包括硫酸亚铁、富马酸亚铁、葡萄糖酸亚铁、琥珀酸亚铁、乳酸亚铁。肠道外铁剂的优点是能被人体完全吸收，起效快，无胃肠道刺激症状。缺点是需注射使用，部分患者有过敏反应。肠道外铁剂包括右旋糖酐铁、异麦芽糖酐铁、蔗糖铁。

（3）静脉铁剂用法

右旋糖酐铁试验剂量需先缓慢滴注25 mg至少15分钟，再给予剩余剂量。用药剂量为100~200 mg稀释至100 mL生理盐水或5%葡萄糖中，最高100 mL/30分钟滴注完毕，每周2~3次；或100~200 mg稀释至10~20 mL液体中，缓慢静脉注射（0.2 mL/分钟），每周2~3次；或最高20 mg/kg总剂量，静脉滴注4~6小时。

蔗糖铁试验剂量需先5 mg缓慢静脉推注，观察15分钟再给予剩余剂量。用药剂量为100~200 mg，生理盐水稀释，静脉滴注每周不超过1次；或100~200 mg，生理盐水稀释，静脉注射至少10分钟，每周不超过3次。

异麦芽糖酐铁不需试验剂量。用药剂量为生理盐水稀释，静脉滴注：剂量≤1000 mg时，给药时间必须≥15分钟，剂量>1000 mg时，给药时间必须≥30分钟；或单次最大剂量500 mg，不经稀释或最多20 mL生理盐水稀释，静脉推注，给药速率最大为250 mg/分钟，每周最多3次。

静脉铁剂常见不良反应包括：低血压、恶心、呕吐或者腹泻、疼痛、高血压、呼吸困难、瘙痒、头痛和眩晕。

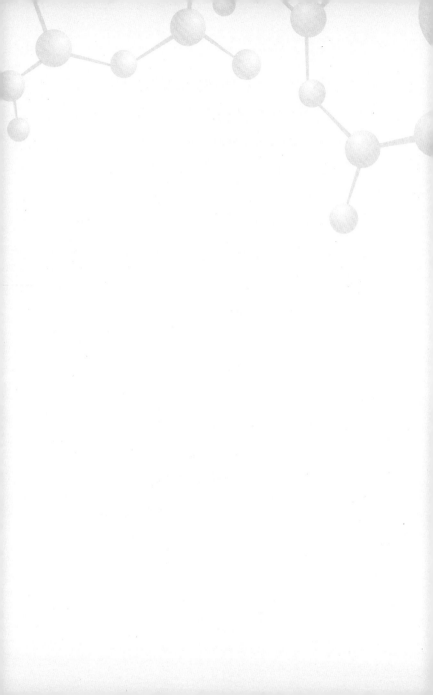

第六章

# 肿瘤相关性血小板减少症

肿瘤相关性血小板减少症指由恶性肿瘤本身以及控瘤治疗引起的血小板减少，分为肿瘤相关性血小板减少症和肿瘤治疗所致血小板减少症。早发现、早诊断、早干预对防止血小板减少导致严重出血及保证控瘤治疗具重要意义。

## 一、分类及临床表现

### （一）肿瘤相关性血小板减少症

肿瘤相关性血小板减少症（cancer related thrombocytopenia，CRT），广义上属副瘤综合征范畴，临床表现为外周血血小板总数低于$100×10^9/L$，并由此导致的系列临床症状。

1. CRT的常见病因

（1）免疫性血小板减少

免疫性血小板减少（immune thrombocytopenia，ITP）可发生于恶性肿瘤的任何阶段，以血液肿瘤多见。各种实体瘤均可伴发ITP，肺癌、乳腺癌发生率最高，其次为肾细胞癌和卵巢癌，前列腺癌发生率最低。

（2）血栓性微血管病

血栓性微血管病（thrombotic microangiopathy，TMA）是以微血管病性溶血性贫血、血小板减少、缺血性器官受累为特征的一组临床症候群，主要包括血栓性血小板减少性紫癜（thrombotic thrombocytopenic purpura，TTP）和溶血尿毒综合征（hemolytic uremic syndrome，HUS）及其他因素导致的TMA。HUS主要以微血管病性溶血性贫血（microangiopathy hemolytic anemia，MAHA）、血小板减少、急性肾损伤"三联征"为特征。TTP主要以MAHA、血小板减少、神经精神异常、发热及肾脏损害"五联征"为主要特征，TTP早期可能仅表现为MAHA和血小板减少；临床中出现MAHA、血小板减少及神经精神症状"三联征"较多见，占60%~80%；出现"五联征"多为病程晚期，占20%~40%。

TMA的临床症状与微血栓形成导致器官功能障碍有关，最常见为急性肾损伤、蛋白尿、动脉高血压，其他症状包括紫癜、指端坏疽、神经损害（包括癫痫和意识障碍）、胃肠道症状、胰腺炎、肝炎和肺损害等。实验室异常包括血小板减少、Coombs试验阴性的MAHA（血清乳酸脱氢酶、直接胆红素、间接胆红素水平升高，结合珠蛋白水平显著降低）、血涂片中观察到破碎红细胞或裂细胞（对于诊断不是必需的）。TMA诊断要首先排除弥散性血管内凝血（disseminated intravascular coagulation，DIC)，与DIC相比，TMA的凝血指标常为正常。

肿瘤诱导的TMA（tumor-induced TMA，Ti-TMA）在临床中较为少见，具体机制不完全清楚，瘤细胞可与宿主体内凝血纤溶系统相互作用，诱导机体发生凝血机制异常。Ti-TMA常发生于伴全身微血管转移的晚期肿瘤以及发生骨髓肿瘤细胞浸润或继发性坏死肿瘤患者中，与不良预后相关。

Ti-TMA发生较多的是胃癌，其次是乳腺癌、前列腺癌、肺癌等，Ti-TMA多发生在肿瘤复发时，绝大多数发生远处转移，约81.1%的患者发生骨髓浸润，且部分伴随骨髓坏死或纤维化，发生Ti-TMA提示预后不良。

（3）肿瘤相关合并症引起的血小板减少

恶性肿瘤可伴发DIC，肿瘤DIC可表现为出血、血栓形成或两者均发生。实体瘤DIC发病率约7%。一些肿瘤如胃癌和胰腺癌进展后可致慢性DIC，这种血小板减少症的患者通常D–二聚体水平伴随肿瘤进展进行性升高、纤维蛋白原水平降低，但通常凝血酶原时间和部分活化凝血酶时间延长很少。

肿瘤发生骨髓转移可致正常造血组织被瘤细胞替代，引起血小板生成减少。淋巴瘤、白血病、浆细胞瘤、肺癌、乳腺癌、前列腺癌、卵巢癌、胃癌、结肠癌及恶性黑素瘤等可直接侵犯骨髓。肿瘤合并肝脾肿大、感染也可致血小板减少。

（二）肿瘤治疗所致血小板减少症

肿瘤治疗所致血小板减少症（cancer therapy induced thrombocytopenia，CTIT）指控瘤治疗包括化疗、放疗、造血干细胞移植、靶向治疗、免疫治疗等所致血小板减少症，停用相应治疗后血小板减少相关症状及体征有减轻或血小板计数有所恢复，重用该治疗会再次出现血小板减少症。

1.不同治疗方式引起的CTIT

（1）化学治疗

化学药物是引起骨髓抑制和血小板下降最常见因素，尤以铂类和吉西他滨等为甚。多数化疗后血小板计数一般在第5~7天开始减少，10~14天降至最低。最低点出现时间和降低幅度视化疗方案、剂量、次数及患者个体差异等而不同。

（2）放射治疗

外照射放疗导致血小板减少程度取决于照射剂量、照射部位、照射野大小及照射持续时间。放疗导致血小板减少常出现在放疗后第7~10天，持续时间较长，有时会持续30~60天。如烷化剂或拓扑异构酶抑制剂与放疗联用，3~4级血小板下降的比例明显升高。

（3）放射性核素治疗

同位素（如锶-89）治疗乳腺癌或前列腺癌骨转移也常引起骨髓抑制导致血小板减少，持续时间可达3个月以上。

（4）靶向治疗

近年临床泛用的靶向药物，如替伊莫单抗、硼替佐米、伊马替尼、吉非替尼、厄洛替尼、依鲁替尼、达沙替尼、索拉非尼、舒尼替尼、培唑帕尼、瑞戈非尼、阿帕替尼、西达本胺等均可引起血小板计数下降。尤其与其他治疗联用时，血小板下降比例明显升高。

（5）免疫治疗

免疫治疗是通过重启并维持肿瘤-免疫微环境，增强机体免疫细胞功能，恢复控瘤免疫反应，从而清除肿瘤的治疗方法。如单抗类免疫检查点抑制剂（如PD-1/PD-L1单克隆抗体）、治疗性抗体（如利妥昔单抗、曲妥珠单抗）、免疫细胞治疗（如CAR-T细胞）等在肿瘤治疗中均可引起一定程度的血小板下降。

2.CTIT常见病因

（1）药物诱导的免疫性血小板减少症（drug-induced immune thrombocytopenia，DITP）

DITP常伴较高出血风险，一般在药物暴露5~10天后出现，血小板计数常在停药4~5个药物半衰期后开始恢复。目前有300余种药物与DITP有关。传统细胞毒性药物、抗血管生成药物及免疫检查点抑制剂等均有报道。奥沙利铂被多个临床研究观察证实可诱发免疫性血小板减少，属第二类超敏反应，其作为半抗原引发机体产生可对血小板表面抗原分子糖蛋白发生免疫反应的IgG和/或IgM型抗体，激活补体和吞噬细胞，介导细胞裂解。免疫检查点抑制剂（immune checkpoint inhibitors，ICI）如PD-1/PD-L1单抗也可引发DITP。

（2）药物诱导的TMA（drug-induced TMA，Di-TMA）

导致Di-TMA主要原因有：剂量或时间依赖的内皮细胞毒性、非剂量相关特异性反应及免疫介导内皮损伤等，继而导致血小板聚集及毛细血管和小动脉微血栓形成，造成累积性损害。

已报道不少控瘤药物治疗可致TMA，常见药物包括丝裂霉素C、吉西他滨、铂类药物（顺铂、奥沙利铂、卡铂等）、博来霉素、多西他赛、VEGF抑制剂（贝伐珠单抗、阿柏西普）、蛋白酶体抑制剂、免疫检查点抑制剂等。TMA是肿瘤治疗中非常严重的药物不良反应，常见不良反应事件评价标准（common terminology criteria for adverse events，CTCAE）5.0将TMA分为3个严重等级：3级——实验室检查异常，伴有临床症状（如肾功能不全、瘀斑）；4级——危及生命（中枢神经系统出血/血栓形成/栓塞或肾功能衰竭）；5级——死亡。

（3）细胞毒性化疗药物常引起骨髓抑制

多数细胞毒性化疗药物常引起骨髓抑制导致血小板减少，表现为剂量限制性毒性。实体瘤化疗后血小板减少程度与化疗药物种类、剂量、化疗周期、剂型、辅助措施及个体差异等有关。相同药物用于不同器官肿瘤时，骨髓毒性尤其血小板减少程度不尽相同。

（4）治疗相关的骨髓增生异常综合征（therapy related myelodysplastic syndrome，t-MDS）

肿瘤患者生存期延长，会出现治疗相关远期并发症如骨髓增生异常综合征，临床表现为血小板减少，80%患者伴染色体异常。t-MDS常发生在化放疗后4~5年，相关化疗药物主要有烷化剂、拓扑异构酶抑制剂，放化联合等。

（5）其他

肿瘤继发噬血细胞综合征、肿瘤伴发感染及抗生素治疗、肿瘤治疗过程中肝素使用等都有可能导致血小板减少。

## 二、肿瘤相关血小板减少症的诊断标准

### （一）诊断标准

CRT的诊断标准需具备三点：①确诊的恶性肿瘤患者；②外周血血小板$<100×10^9/L$；③排除其他非CRT的原因。

CTIT的诊断标准需具备：①确诊的恶性肿瘤患者；②外周血血小板$<100×10^9/L$；③发病前有确切应用某种能引起血小板减少的化疗药物或肿瘤靶向、免疫等治疗药物或放疗等控瘤治疗，且停药或停止放疗等治疗后血小板减少所致症状与体征逐渐减轻或血小板计数恢复正常；若短期血小板计数无法恢复，但血小板计数下降与肿瘤特异性治疗明确相关，也可考虑CTIT；④排除其他导致血小板减少症的原因，特别是排除所患基础病变和合并症，如再障、急性白血病、放射病、免疫性血小板减少症、脾功能亢进和骨髓肿瘤细胞浸润等；⑤排除使

用能引起血小板减少的非控瘤治疗（包括化疗、靶向、免疫治疗等）药物，如磺胺类药物等；⑥排除以乙二胺四乙酸（EDTA）抗凝剂所致的假性血小板减少症；⑦患者伴或不伴出血倾向，如皮肤出血点、瘀斑或原因不明的鼻出血等表现，甚至出现严重器官组织出血；⑧重新使用同样控瘤药物后血小板减少症再次出现。

（二）分级

根据CTCAE 5.0标准，血小板减少症可分为4级：1级：正常下限~$75\times10^9$/L；2级：$75\times10^9$~$50\times10^9$/L；3级：$50\times10^9$~$25\times10^9$/L；4级：<$25\times10^9$/L。

## 三、肿瘤相关血小板减少症的临床治疗

肿瘤相关血小板减少症的治疗原则为首先消除或治疗病因，为避免因血小板过低引起致命性出血，可采取血小板输注、药物和脾切除等治疗方式。必要时可联合常用的止血药物如卡络磺钠、氨甲苯酸、氨甲环酸、抑肽酶、维生素$K_1$等，以防治出血。凡能够加速造血干细胞至成熟巨核细胞全过程的药物，均有可能提升外周血中血小板计数。

（一）血小板输注

血小板计数<$20\times10^9$/L伴出血或其他内脏出血者，

输注单采血小板是有效治疗措施。预防性输注血小板治疗阈值尚有争论，多数以血小板计数（10~20）×$10^9$/L为预防性输注血小板的临界值。对由于血栓因素引起的消耗性血小板减少（如TTP等），输注血小板治疗要根据临床症状慎用，一般不建议输注，除非合并有致命性出血。

CRT患者输注血小板主要有两种作用：一是防止出血；二是避免因血小板减少延误化疗、放疗或手术等急需的控瘤治疗。血小板输注多与促血小板生成药物同时进行。以下情况可考虑输注血小板：①如有出血倾向或急需手术、化疗或放疗等控瘤治疗，血小板计数在20×$10^9$~50×$10^9$/L的患者；②血小板计数<20×$10^9$/L，患者自然出血可能性大，酌情输注血小板预防出血；临床上如存在感染、一般状况差、高龄、化疗骨髓抑制未达到最低点、伴有皮下淤血或出血点者，上述血小板输注的标准可适当放宽；③如有出血倾向，血小板计数低于10×$10^9$/L，应考虑预防性输注血小板。免疫性血小板减少患者，血清中存在血小板抗体，一般不建议输注血小板。

（二）促血小板生成药物

促血小板生成药物可特异性促进血小板生成，如重组人 TPO、IL-11、罗米司亭、海曲泊帕、艾曲泊帕、阿伐曲泊帕等是目前治疗血小板减少的主要用药。

（三）免疫调节治疗

治疗肿瘤相关 ITP，在治疗肿瘤原发病基础上仍然主要采用类固醇激素治疗，必要时实施脾切除，多数肿瘤合并 ITP 对类固醇激素治疗有效，部分效果欠佳者在控瘤治疗后可得到较好缓解。

（四）ICI 诱发的血小板减少症的治疗

目前尚无通用或特殊治疗方法。多数专家建议：1 级血小板减少症（PLT<100×10$^9$/L），严密随访和实验室评估，可继续 ICI 治疗。2 级血小板减少症（PLT<75×10$^9$/L），暂停治疗，严密监测和类固醇激素治疗，2~4 周内给予强的松 1 mg/（kg·d）[剂量范围为 0.5~2 mg/（kg·d）]，此后该药物应在 4~6 周内逐渐减量至最低有效剂量。在血小板计数恢复 1 级后，可重新开始治疗。当血小板计数下降到 50×10$^9$/L 以下（3 级和 4 级）时，暂停 ICI 治疗，监测血小板变化，血液科医生会诊，如病情恶化或未得改善，应给予 1~2 mg/（kg·d）强的松或等效物并永久停止治疗。如需要更快速增加血小板计数，人免疫球蛋白可与糖皮质激素配合给予。如先前给予糖皮质激素和/

或人免疫球蛋白治疗失败，随后治疗可能包括脾切除术、利妥昔单抗、血小板生成素受体激动剂或其他的免疫抑制剂（如环孢素等）等药物治疗。

（五）中医中药治疗

对难治性血小板减少患者可考虑中药或中成药治疗。

### 四、预防及康复

患者出现血小板计数减低时应警惕出血风险：血小板计数低于$50×10^9/L$时，患者存在皮肤、黏膜出血的风险；低于$20×10^9/L$时，有自发性出血的高度危险性；低于$10×10^9/L$时，则有自发性出血的极高危险性。患者出现3~4级血小板减少时，应减少活动以防受伤，避免有创性操作或者活动。为了尽可能减少肿瘤相关血小板减少症的发生，在临床实践中可早期采取预防措施。

一级预防主要是针对导致血小板减少的病因进行预防。如评估单独或联合足量使用导致血小板减少的、剂量限制性毒性的化疗或者靶向治疗药物，预期在第一次治疗结束后，有可能导致3级及以上血小板减低的患者，在血小板减低之前应用升血小板药物，从而减低血小板下降的等级并缩短最低点的持续时间，以保证患者的安全及其控瘤治疗顺利进行。

二级预防是指对于出血风险高的患者，为预防下一个化疗周期再发生严重的血小板减少，可预防性应用升血小板药物，以保证治疗的顺利进行。如患者前一周期治疗方案已经导致3~4级的血小板减低，且该方案有效需要继续使用或无法减量使用的患者，在血小板减低之前应用升血小板药物，从而保障患者安全，及时和有效地接受下一周期的控瘤治疗。

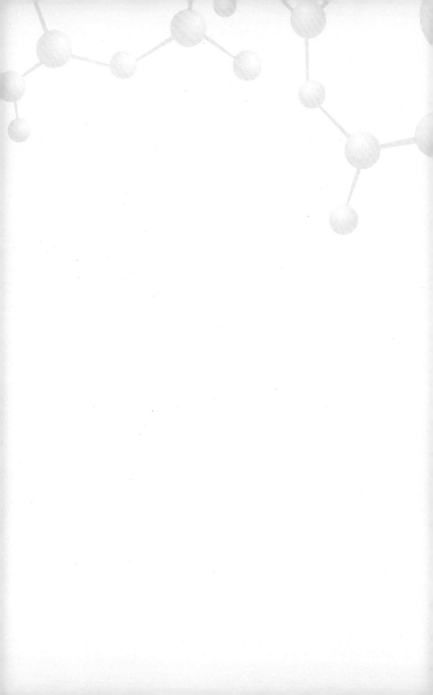

第七章

# 肿瘤相关性全血细胞减少

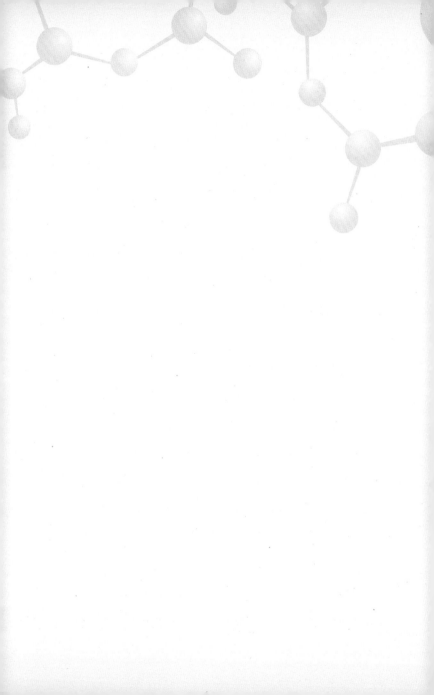

肿瘤相关性全血细胞减少（cancer related pancytope-nia，CRP）指肿瘤患者在肿瘤发生发展及治疗等过程中发生的外周血中红细胞、白细胞和血小板三种有形成分同时减少或至少两系减少，并由此导致的一系列临床症状。CRP不是一种独立疾病，而是一组引起血液有型成分减少的疾病所产生的共同病理表现。

## 一、病因及发病机制

CRP病因复杂，是多种病因作用的结果。病因及发病机制可归纳为两大方面。

### （一）血细胞生成减少或无效生成

#### 1.肿瘤及肿瘤相关治疗

①药物：控瘤药物包括烷化剂、抗代谢药物、细胞毒药物、靶向药物等，抗血小板药物如噻氯匹定，解热镇痛药物如阿司匹林，抗菌药物如抗细菌的氯霉素等可导致骨髓造血功能减低；②放疗：引起造血干细胞损伤、骨髓抑制或影响血细胞代谢；③瘤细胞转移至骨髓抑制正常造血组织，亦称骨髓病性贫血；④瘤细胞分泌调控因子抑制骨髓造血功能；⑤瘤细胞摄取过多营养物质引起造血原料不足；⑥肿瘤引起免疫功能紊乱可影响血细胞代谢，使其生存期缩短；部分肿瘤如消化道肿瘤

可引起失血。

2.感染性疾病

肿瘤患者合并感染如细菌、病毒、立克次体、寄生虫感染均可引起全血细胞减少，尤其以病毒感染多见，如CMV、EBV、细小病毒B19等。感染所致全血细胞减少可能与下列因素有关：①病原菌直接抑制造血功能或引起巨噬细胞及淋巴细胞释放介质，抑制造血；②引发免疫反应损伤造血细胞。

3.继发或合并血液病

①血液非恶性疾病：再障，造血原料叶酸、维生素$B_{12}$、铁缺乏或利用障碍包括缺铁性贫血和巨幼细胞贫血、铁粒幼细胞贫血、阵发性睡眠性血红蛋白尿等；②血液肿瘤：如白血病、MDS、骨髓纤维化等。

（二）血细胞破坏增多

如脾功能亢进、噬血细胞综合征、药物免疫性全血细胞减少等。

二、临床表现

（一）主要表现

出血、贫血、感染。临床表现轻重取决于血红蛋白、白细胞和血小板减少程度，也与外周血细胞减少急缓程度有关。

### 1.出血

出血是CRP最常见症状，皮肤出血点、紫癜、鼻出血和齿龈出血最常见，有时还可有口腔血疱。育龄女性表现月经过多、经期延长和阴道不规律出血。严重者可见多部位出血如皮肤、黏膜、消化道、泌尿系统、眼底及颅内出血等。

### 2.贫血

CRP的贫血症状与其他疾病相似，不具特征性。表现为皮肤黏膜苍白、乏力、头晕、心悸、气短和耳鸣等。进展迅速时多伴严重出血和感染。

### 3.感染

CRP患者是否发生感染取决于中性粒细胞减少程度和速度。感染常位于口腔、呼吸系统、皮肤软组织和会阴肛门周围。感染表现取决于感染部位和进展速度，轻者表现口腔炎、上呼吸道感染等，重者可为肺炎；感染不易控制时可出现高热、全身中毒症状甚至感染性休克等。致病微生物以细菌最常见，其中革兰阴性细菌占大多数。近年留置管泛用，革兰阳性细菌和念珠菌感染有增多趋势，粒细胞缺乏者发生丝状真菌感染，特别是侵袭性曲霉菌感染并不少见。

另外，不少CRP患者缺乏明显临床症状，由常规检查血常规发现。

（二）CRP病因的相关表现

肿瘤转移：瘤细胞扩散到不同部位会有不同表现，如肺转移表现为咳嗽、咳痰、痰中带血、咯血、胸痛等；肝转移表现为腹痛、腹胀、黄疸等；骨转移的特点是骨痛和肢体功能障碍。感染性疾病，例如病毒感染可以出现肝脾肿大等。噬血细胞综合征，出现肝脾肿大、高热等。溶血性疾病可有黄疸、脾大。血液恶性疾病常伴淋巴结肿大、肝脾肿大。

三、诊断及鉴别诊断

CRP诊断流程图如下。

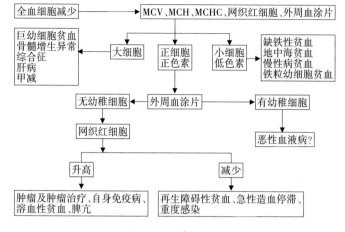

图2　CRP诊断流程

（一）病史

肿瘤或肿瘤相关治疗如放化疗、靶向药物治疗等，近期有无感染史，既往有无自身免疫病等。

（二）查体

注意诱发全血细胞减少的原发病体征，如高热、重症肺炎等需考虑重症感染可能；如脾大则考虑脾功能亢进可能；淋巴结、肝脾大、胸骨压痛考虑肿瘤骨髓转移或白血病可能。

（三）血液学检查

1.血常规

血常规中红细胞指数、网织红细胞计数和百分比是确定和处置CRP中贫血的关键性检查，即指：①红细胞指数即平均红细胞体积（mean corpuscular volume，MCV）、平均红细胞血红蛋白量（mean corpuscular hemoglobin，MCH）、平均红细胞血红蛋白浓度（mean corpuscular hemoglobin concentration，MCHC）。根据MCV、MCH和MCHC可将CRP中贫血分为四种（见下表）。②网织红细胞：减少见于再障、急性造血停滞，增多见于各类增生性贫血。

表2　CRP中贫血类型

| 类型 | MCV (fl) | MCH (pg) | MCHC (%) | 病因 |
|------|----------|----------|----------|------|
| 大细胞性 | >100 | >32 | 31~35 | 巨幼贫、MDS、甲减等 |
| 正常细胞性 | 80~100 | 26~32 | 31~35 | 再障、溶贫、白血病等 |
| 小细胞低色素性 | <80 | <26 | <31 | 缺铁贫、铁粒幼等 |
| 单纯小细胞性 | <80 | <26 | 31~35 | 慢性病贫血 |

2.外周血形态检查

了解血细胞大小、形状，可初步判断CRP原因，如见原始细胞提示白血病等血液恶性肿瘤，异型淋巴细胞增多需注意病毒感染。

3.其他

肝功能、病毒学（甲型、乙型和丙型肝炎病毒、

EBV、CMV、HIV）检查、血清叶酸和维生素 $B_{12}$ 及自身抗体检查等。

（四）影像学检查

CT 或 X 线片了解有无感染；必要时行 PET-CT 以除外肿瘤全身转移或鉴别良恶性疾病。

（五）超声

浅表淋巴结，腹部 B 超，超声心动图。

（六）骨髓穿刺

怀疑合并或继发血液病、除外血液病或怀疑肿瘤骨髓转移者行骨髓穿刺，包括骨髓细胞形态学、活检、流式细胞术、基因和细胞遗传学检查。

## 四、临床治疗处理流程

（一）病因治疗

首先要积极寻找病因，针对 CRP 病因治疗，如血清叶酸或维生素 $B_{12}$ 缺乏所致巨幼细胞贫血性 CRP 者可纠正饮食习惯、改善营养状态、补充叶酸和维生素 $B_{12}$；肿瘤放化疗或靶向药物所致 CRP 者可据全血细胞减少程度、有无感染、肿瘤本病的治疗等决定是否减低剂量、调整间隔或停药。

CRP 的主要表现是贫血、出血和感染，症状危险度与 CRP 减少程度相关；中性粒细胞数 $<0.5×10^9/L$ 者感染可能性最大，血小板 $<20×10^9/L$ 者出血可能性最大。此外，出血和感染严重程度及血细胞是否能恢复与 CRP 原因及病程有关，控瘤药物如烷化剂、抗代谢药物、某些细胞毒抗生素均可导致 CRP，通常是药物本身造成的一过性反应，停药几周内能自行恢复。烷化剂白消安或其他化疗药可造成持续存在的重型再障，虽然少见，患者在停止化疗 2~5 年仍可发生骨髓增生不良，还可能演变成低增生性 MDS。放疗诱发的 CRP 为非随机，具剂量依赖性，小剂量照射所致骨髓抑制常可恢复，大剂量照射可导致持续性、致死性骨髓抑制。CRP 治疗应因人而异，因病而异。

（二）成分输血

贫血 Hb$<70$ g/L 或有贫血相关症状者建议输注浓缩红细胞，老年（$≥60$ 岁）、代偿反应能力低（如伴有心、肺疾患）、需氧量增加（如感染、发热、疼痛等）、氧气供应缺乏加重（如失血、肺炎等）时红细胞输注指征可放宽为 HGB$≤80$ g/L，尽量输注红细胞悬液。心脏病患者建议 Hb 维持在 100 g/L 以上。

血小板计数 $<10×10^9/L$（发热患者 $<20×10^9/L$）或发

生严重出血者不受上述标准限制，建议输血小板。拟行异基因造血干细胞移植者应输注辐照或过滤后的红细胞和血小板悬液。CRP患者临床常规操作或手术及接受药物治疗时血小板计数参考值：龈上洁治术及深度清洁，PLT≥（20~30）×$10^9$/L；拔牙或补牙，PLT≥（30~50）×$10^9$/L；小手术，PLT≥50×$10^9$/L；大手术，PLT≥80×$10^9$/L；神经外科大手术，PLT≥100×$10^9$/L；单一抗血小板或抗凝治疗，PLT≥（30~50）×$10^9$/L；抗血小板联合抗凝治疗，PLT≥（50~70）×$10^9$/L。

（三）中性粒细胞减少的治疗

主要有重组人粒细胞集落刺激因子（recombinant human anulocyte-colony stimulating factor，rhG-CSF）和粒细胞-巨噬细胞集落刺激因子（recombinant human granulocyte-macrophage colony-stimulating factor，rhGM-CSF）。rh-CSF或rhGM-CSF治疗主要用于严重粒细胞减少（<0.5×$10^9$/L）或粒细胞减少伴发热者。严重粒细胞减少（<0.5×$10^9$/L）住院患者进行预防感染处理。有条件应将其置于层流病房或相对无菌病区内。发热者须进行咽部、痰、血、尿液、粪便及任何怀疑损伤部位细菌培养。广谱杀菌性抗生素需即用而不必等待培养结果。

抗生素选择应据当地细菌流行情况和对抗生素敏感性决定。患者持续发热且多次培养阴性，需考虑抗真菌治疗。

（四）血小板减少的治疗

除输入血小板外，凡能加速造血干细胞至成熟巨核细胞全过程的药物，均可提升外周血血小板计数。促血小板生成药物包括：重组人白细胞介素-11（recombinant human interleukin-11，rhIL-11）、重组人血小板生成素（recombinant human thrombopoietin，rhTPO）及血小板生成素（thrombopoietin，TPO）受体激动剂（艾曲泊帕、海曲泊帕、阿伐曲波帕）、罗米司亭（romiplostim）等，为治疗血小板减少主要用药。目前，中国仅有rhTPO和rhIL-11被批准用于治疗肿瘤相关血小板减少。

（五）造血干细胞移植

对继发重型再障、MDS、急性白血病等，可据原发肿瘤控制情况、病人状态、血液病评估等考虑造血干细胞移植。

# 第八章

# 肿瘤相关性凝血异常

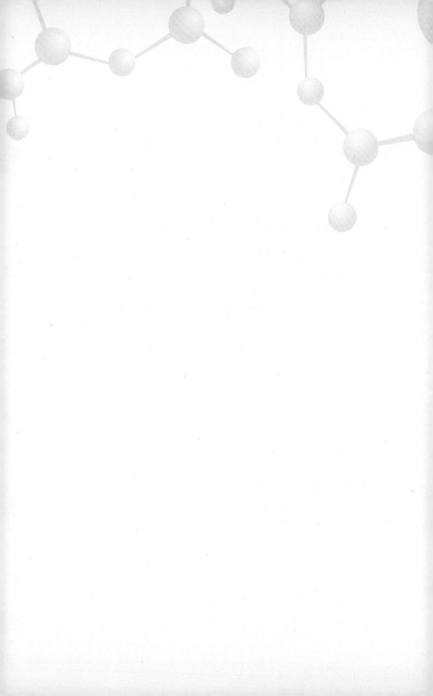

## 一、肿瘤相关静脉血栓栓塞症

人体血管受到损伤时，机体将通过一系列生理性反应，包括血管反应（血管收缩、内皮细胞的作用）、血小板活化（黏附、聚集及释放）和血液凝固（内源性及外源性凝血途径的激活），使出血停止。同时，机体存在抗凝和纤溶系统，正常机体抗凝和促凝处于平衡状态，以维持血液正常流动。血液在静脉内异常凝固，可致血管完全或不完全阻塞，即静脉血栓栓塞症（enous thromboembolism，VTE），包括深静脉血栓形成（deep venous thrombosis，DVT）、肺栓塞（pulmonary thrombo-embolism，PE）和导管相关VTE。

### （一）肿瘤合并器官损害机制

肿瘤相关性VTE，是肿瘤患者的常见并发症，也是肿瘤死亡的第二大直接原因，仅次于肿瘤本身。肿瘤相关VTE的发病机制为多因素的过程，涉及血流淤滞、内皮细胞的损伤、血液高凝状态等多个环节。

#### 1.血流淤滞

肿瘤微环境中由于肿瘤生长或局部转移对血管壁的物理压迫，引起血液流动缓慢和静脉血液淤滞，导致凝血活化；剪切应力改变，也可触发免疫细胞活化，进一步导致高凝环境。

2.内皮细胞损伤

内皮细胞损伤可源于肿瘤侵袭浸润或治疗措施。例如，静脉导管置入可致内皮细胞物理损伤，化疗药物非选择性杀伤可触发内皮细胞活化和凋亡，导致血管性血友病因子分泌和内皮下组织因子（tissue factor，TF）暴露，从而促进血小板黏附和凝血酶生成。

3.血液高凝状态

瘤细胞可通过激活促凝信号分子及激活血细胞促凝功能导致血液高凝状态，促进血栓形成。瘤细胞可上调表达TF，直接激活凝血级联反应。正常情况下，活性TF表达仅限于内皮下成纤维细胞和血管平滑肌细胞，限制其与循环凝血因子相互作用，瘤细胞异位TF表达，可直接参与凝血反应，表达TF微粒也可从瘤细胞中脱落，进入血液循环。除TF外，其他凝血级联成分，如因子Ⅶ、Ⅷ、Ⅹ，在各种肿瘤微环境中均发现过量表达。瘤细胞可释放二磷酸腺苷、凝血酶等多种激动剂或表达血小板配体如平足蛋白、CD40等直接诱导血小板活化。此外，瘤细胞还可分泌多种调节巨核细胞生成的细胞因子和生长因子，诱导血小板增加，如血栓生成素，GM-CSF、白介素-1和-6。激活的中性粒细胞可形成中性粒细胞胞外诱捕网（neutrophil extracellular traps，NETs），后者是含有组蛋白、DNA和来自中性粒细胞颗粒的蛋白质胞外纤维。中性粒细胞和NET形成，也称为中性粒细胞的炎性细胞死亡（NETosis），其可作为血小板、红细胞和其他促凝因子支架。

癌细胞合成并分泌多种具有不同促凝能力的炎症分子，包括TNF-α、IL-1β、IL-6、IL-8和血管内皮生长因子。微小RNA（miRNAs）调控异常也与促凝表型增加有关。凝血/纤溶基因在不同原发肿瘤类型中表达，取决于瘤细胞与其血管微环境的相互作用和表观遗传转化事件，一些致癌突变，如*STK11/LKB1*、*KEAP1*、*MET*、*CTNNB1*、*CDKN2B*和*KRAS*，与血栓形成风险增加相关。

（二）临床表现及诊断

1.临床表现

包括原发病肿瘤的临床表现及静脉血栓引起的症状和体征。根据栓塞血管不同临床表现有差异。如下肢深静脉血栓形成（下肢不对称肿胀、疼痛、浅表静脉曲张）；肺栓塞（急性起病者可表现为胸痛、咯血、呼吸困难、晕厥等，慢性起病者可表现为肺动脉高压和肺心病）；肠系膜静脉血栓形成（脐周绞痛，可伴恶心呕吐，查体可有腹部膨隆等体征）；门静脉血栓形成（腹痛、消化道出血、严重时伴发肠缺血症状等）；颅内静脉血栓形成（表现多样，如颅内高压、局灶性脑损伤、认知障碍等）；导管相关性VTE（导管所在肢体发红、肿胀、疼痛，导管功能下降，导管走形部位或邻近部位压痛等）。与普通人群相比，肿瘤患者VTE的临床表现更不典型。

2.诊断

（1）恶性肿瘤原发病

恶性肿瘤患者发生VTE的危险因素包括肿瘤特异性因素（肿瘤的类型、肿瘤发生转移、肿瘤诊断后前3个月内、组织学类型）、治疗相关因素（化疗、手术、免疫治疗、靶向药物、免疫调节剂、中心静脉置管）、患者相关因素（既往VTE病史、高龄、肥胖、遗传性易栓症）。

（2）静脉血栓栓塞的症状和体征

同临床表现。

（3）实验室检查

全血细胞分类及计数、凝血酶原时间、活化部分凝血活酶时间、凝血酶时间、D-二聚体、纤维蛋白原、纤维蛋白降解产物等。恶性肿瘤本身会引起D-二聚体升高，因此D-二聚体在肿瘤相关VTE诊断中的价值有限，但D-二聚体正常在排除肿瘤相关VTE中有重要作用。

（4）影像学检查

根据栓塞部位选择合适影像学检查，如多普勒超声、肺动脉造影、计算机断层扫描、计算机断层扫描静脉造影、磁共振成像、磁共振静脉造影等。

（三）临床治疗

恶性肿瘤相关VTE治疗的核心是抗凝，因受到多种因素的影响而使其具有一定挑战性，包括药物-药物相互作用、药物副作用、血栓/出血风险权衡。此外，肿瘤类型和分期、患者偏好及其他危险因素也应考虑在内，以制定个体化抗凝方案。多种抗凝药物已用于治疗肿瘤相关VTE，包括维生素K拮抗剂（vitamin K antagonists，VKAs）、低分子肝素（low molecular weight heparins，LMWHs）、普通肝素、直接口服抗凝药物（direct oral anticoagulants，DOACs）。

1.初始治疗

推荐DOACs或者LMWHs作为初始标准治疗方案，

其次，磺达肝癸钠和普通肝素仍是可接受的替代治疗方案。多项大型临床试验表明 DOACs 在防治肿瘤相关 VTE、预防复发和降低死亡率方面不逊于 LMWHs。

1）当肌酐清除率≥30 mL/分钟时，LMWH 用于肿瘤 VTE 的初始治疗，每日 1 次；如患者有出血风险或中度肾衰，或需某些干预（如手术或需改变治疗方案），可用每日 2 次方案。

2）对于无胃肠道出血高风险者，当肌酐清除率≥30 mL/分钟时，利伐沙班、阿哌沙班或艾多沙班可用于肿瘤 VTE 的初始治疗。

3）有 LMWH 或 DOACs 的禁忌者，可用普通肝素或磺达肝癸钠。

4）溶栓治疗只在特殊情况下使用，之前应多学科 MDT-HIM 会诊。

5）当存在抗凝禁忌，或肺栓塞在最佳抗凝方案下复发时，可考虑下腔静脉滤器，建议定期评估抗凝禁忌证，安全时恢复抗凝。

2.早期（6个月内）及延长（>6个月）治疗

1）当肌酐清除率≥30 mL/分钟时，且不存在强烈药物-药物相互作用、胃肠吸收能力受损、出血风险高等情况，推荐用DOACs（艾多沙班、利伐沙班、阿哌沙班），依从性和综合获益优于LMWHs。

2）DOACs或LMWHs治疗应至少持续6个月，此后，应基于个体化评估（VTE/出血风险、耐受度、病人意愿、肿瘤活动度等）确定是否延长抗凝。

3.导管相关性血栓的治疗

对有症状的导管相关性血栓患者，建议用LMWHs，尚无LMWHs与DOACs、VKAs之间的疗效比较。对有导管相关血栓形成的肿瘤患者，如中心静脉导管功能正常、位置良好、未受感染，且在密切监测下症状得到良好解决，同时给予抗凝治疗，可保持其位置，目前尚无关于抗凝持续时间的标准方案，应至少持续抗凝3个月，或根据出血风险适度延长至拔出导管时。

## 二、肿瘤相关性弥散性血管内凝血

弥散性血管内凝血（disseminated intravascular coagulation，DIC）是在某些严重疾病基础上，由特定诱因引发的复杂的病理过程，包括由致病因素引起的人体凝血系统激活、血小板活化、纤维蛋白凝积，导致弥散性血管内微血栓形成；继之消耗性降低多种凝血因子和血小板；在凝血系统激活同时，纤溶系统亦可激活，或因凝血启动而致纤溶激活，进而导致纤溶亢进。临床上以出血、栓塞、微循环障碍和微血管病性溶血等为突出表现。DIC不是一个独立疾病，应视为由原发病引发的临床综合征，常见原发病主要有感染、实体瘤、恶性血液病、创伤或手术及产科并发症等。

研究表明，实体瘤DIC的发生率为7%，在急性白血病，特别是急性淋巴细胞白血病患者，DIC的发生率为15%~20%，在诱导化疗期间，发生率可能会增加。急性早幼粒细胞白血病患者，超过90%可能在诊断时或诱导治疗开始后合并DIC。实体瘤和血液系统肿瘤诱发的DIC在临床表现、实验室检查等与其他原因诱发的DIC不尽相同，各自有其特点。

实体瘤细胞分泌大量组织因子和肿瘤促凝剂、多种瘤细胞可产生促炎细胞因子（如IL-6等）、化疗损伤内皮细胞等均是肿瘤诱发DIC的可能病理机制。

（一）临床表现

DIC是众多疾病复杂病理过程中的中间环节，除原发病表现外，尚有DIC各期特点，故临床表现复杂且差异很大。典型的临床表现包括出血、微循环障碍、微血管栓塞和微血管病性溶血。肿瘤DIC的临床表现常比脓毒症和创伤所致DIC轻微，且常更隐匿和迁延，呈亚急性或慢性过程。弥漫的凝血激活在早期可无任何症状或仅有消耗性症状，后期因血小板和凝血因子极度缺乏最终导致出血（常在肿瘤原发部位或转移部位），出血可能是提示DIC存在的第一个临床症状。另一常见表现是血栓形成，包括明显的静脉血栓栓塞、微血管疾病和血栓性微血管病。

1.出血

肿瘤原发部位或转移部位出血常是实体瘤合并DIC第一个临床症状；某些类型急性血液系统恶性肿瘤，特别是急性早幼粒细胞或单核细胞白血病，常以多发出血倾向为主，且相较于实体瘤出血表现更严重，甚至导致重要脏器出血或全身广泛出血而危及生命。

2.微血管栓塞

在实体瘤中更常见，特别是在腺癌，比如前列腺癌、胰腺癌或其他消化系统肿瘤。广泛大量的微血栓形成可出现广泛性皮肤、黏膜栓塞，灶性缺血性坏死、脱落及溃疡形成，或造成不明原因肺、肾、脑等脏器功能障碍或衰竭。

### 3.微血管病性溶血

部分患者在血小板下降同时出现不明原因进行性贫血、黄疸和LDH升高，伴外周血破碎红细胞增多，应考虑微血管病性溶血可能。

### 4.微循环障碍和休克

在大部分实体瘤发生率低，少数类型急性血液系统恶性肿瘤可能出现，微循环障碍或休克不能用原发病解释，且顽固不易纠正。

### （二）实验室检查

实验室检查包括两方面：一是反映凝血因子消耗的证据，包括凝血酶原时间（prothrombin time，PT）、部分激活的凝血活酶时间（activated partial thromboplastin time，APTT）、纤维蛋白原浓度及血小板计数；二是反映纤溶系统活化的证据，包括纤维蛋白原/纤维蛋白降解产物（fibrin/fibrinogen degradation products，FDP）、D-二聚体、血浆鱼精蛋白副凝固试验（3P试验）。

对于大部分肿瘤，血小板减少是DIC早期和敏感指标，发生率>90%，可表现为持续且缓慢地下降。DIC的凝血因子消耗是持续且缓慢的过程，只要肝功能不受影响，凝血因子合成增加可能会掩盖凝血因子持续消耗，早期较少出现PT、APTT延长和纤维蛋白原下降，甚至出现缩短和增高。尽管纤维蛋白相关标记物（如D-二聚体或FDP）会上升，但对肿瘤相关DIC特异性并不高。伴有微血管病性溶血，会出现进行性血红蛋白下降、间接胆红素和LDH升高、外周血破碎红细胞增多等异常。急性早幼粒细胞白血病相关DIC，常被认为是恶性肿瘤诱发DIC中最特殊的一种，以明显纤溶系统活化为突出表现。实验室检查为严重血小板减少和低纤维蛋白原血症、纤维蛋白降解产物水平明显升高、纤溶酶原和$\alpha_2$-抗纤溶酶的显著消耗，同时伴凝血因子消耗而出现PT和APTT延长。

（三）诊断

DIC临床表现多样化，与许多血栓性或出血性疾病（如重症肝病、血栓性血小板减少性紫癜、抗磷脂综合征、静脉血栓等）临床表现及实验室指标都有相似之处，肿瘤DIC常较隐匿，给诊断尤其是早期诊断带来困难。DIC诊断首先需找基础疾病，然后观察临床表现，同时结合多项实验室指标来动态观察、综合评估，任何单一项目和单一时间点的常规实验诊断指标用于诊断DIC的价值都十分有限。少数情况下，肿瘤原发病十分隐匿，不易发现。临床如果出现不明原因的血小板进行性下降、不明原因进行性贫血和外周血破碎红细胞增多、不明原因反复多部位栓塞或脏器功能障碍，需要警惕潜在肿瘤可能。

2017年，中华血液学会提出中国弥散性血管内凝血诊断积分系统（Chinese DIC scoring system，CDSS）（见表3）。该系统突出了基础疾病和临床表现的重要性，强化动态监测原则，简单易行，易于推广，且适用于恶性血液病的亚急性DIC和实体瘤的慢性DIC，可供参考。

表3　中国弥散性血管内凝血诊断积分系统（CDSS）

| 积分项 | 分数 |
|---|---|
| 基础疾病 | |
| 　存在导致DIC的原发病 | 2 |
| 临床表现 | |
| 　不能用原发病解释的严重或多发出血倾向 | 1 |
| 　不能用原发病解释的微循环障碍或休克 | 1 |
| 　广泛性皮肤、黏膜栓塞，灶性缺血性坏死、脱落及溃疡形成，或不明原因的肺、肾、脑等脏器功能衰竭 | 1 |
| 实验室指标 | |
| 　血小板计数 | |
| 　　非恶性血液病 | |
| 　　　≥$100×10^9$/L | 0 |
| 　　　$(80~100)×10^9$/L | 1 |

| 积分项 | 分数 |
|---|---|
| <80×10⁹/L | 2 |
| 24小时内下降≥50% | 1 |
| 恶性血液病 | |
| <50×10⁹/L | 1 |
| 24小时内下降≥50% | 1 |
| D-二聚体 | |
| <5 mg/L | 0 |
| 5~9 mg/L | 2 |
| ≥9 mg/L | 3 |
| PT及APTT延长 | |
| PT延长<3秒且APTT延长<10秒 | 0 |
| PT延长≥3秒且APTT延长≥10秒 | 1 |
| PT延长≥6秒 | 2 |
| 纤维蛋白原 | |
| ≥10 g/L | 0 |
| <1.0 g/L | 1 |

注：非恶性血液病，每日计分1次，≥7分时可诊断为DIC；恶性血液病，临床表现第一项不参与评分，每日计分1次，≥6分时可诊断为DIC。

## （四）治疗

原发病治疗是终止DIC病理过程最关键的措施。如肿瘤可得到缓解，DIC通常会自动消失。多数情况下，相应支持治疗，特别是纠正凝血功能紊乱的治疗是缓解病情的重要措施。

1.替代治疗

替代治疗并非单纯建立在实验室检查结果基础上，而是主要根据临床状况来决定。患者有活动性出血，或有出血高风险，或需创伤性诊疗，都需行替代治疗。替代治疗是否有效主要观察出血症状改善情况，并监测血小板计数和凝血相关实验。

（1）血小板

无出血且血小板计数低于（10~20）×$10^9$/L，或有活动性出血且血小板计数低于50×$10^9$/L的DIC患者，需紧急输入血小板悬液。血小板输注要足量，首次用量至少在1成人单位。

（2）新鲜冰冻血浆（fresh frozen plasma，FFP）

FFP所含血小板及凝血因子浓度比新鲜全血高1倍，并可减少输入液体总量，避免红细胞破坏产生膜磷脂等促凝因子进入体内，是DIC较理想的凝血因子补充制剂。

（3）凝血酶原复合物浓缩剂（prothrombin complex concentrates，PCC）

PCC具有容量小的优点，但缺少因子Ⅴ，且有可能加重凝血功能紊乱，发生血栓栓塞，故应慎用。

（4）纤维蛋白原浓缩剂和冷沉淀

适用于急性DIC有明显低纤维蛋白原血症或出血极为严重者。3 g纤维蛋白原浓缩剂预期可使血浆纤维蛋白原提高1 g/L。

（5）重组FⅦa

重组FⅦa成功治疗DIC和危及生命的出血有报道，但用于DIC的有效性和安全性均不明，需格外谨慎。

2.抗凝治疗

基于DIC为机体凝血系统的广泛激活，理论上抗凝治疗应为合理的治疗手段。然而到目前为止，抗凝治疗在肿瘤DIC患者中的有效性和安全性尚未在良好临床研究中进行过研究。小样本非对照研究提示低分子量肝素能够纠正DIC相关实验指标异常。值得注意的是，由于肿瘤患者大多存在静脉血栓形成高风险，临床使用普通肝素、低分子量肝素或机械方法预防DIC静脉血栓栓塞已成标准治疗。

明显多发性栓塞现象，如皮肤、黏膜栓塞性坏死，动静脉血栓形成致急性肾功能和呼吸功能衰竭等是治疗剂量肝素应用的适应证。对合并DIC危重病人，若无活动性出血，可使用预防剂量普通或低分子量肝素，以预防静脉血栓栓塞。

3.抗纤溶治疗

通常不推荐用于DIC所致出血。少数以原发或继发性纤溶亢进占优势的疾病，如急性早幼粒细胞白血病或一些继发于腺癌的DIC可考虑抗纤溶药物。非对照观察和一项随机对照临床试验已证明抗纤溶药物的有效性。

## 三、肿瘤相关性获得性血友病

获得性血友病指非血友病患者自发或在不同诱因作用下，产生抗凝血因子Ⅷ（FⅧ）/凝血因子Ⅸ（FⅨ）自身抗体，导致FⅧ活性（FⅧ：C）/凝血因子Ⅸ活性（FⅨ：C）降低的获得性出血性疾病。最常见的为凝血因子Ⅷ（FⅧ）抗体，凝血因子Ⅸ（FⅨ）抗体偶见。特点为既往无出血史和无阳性家族史患者出现自发性出血或在手术、外伤或侵入性检查时发生异常出血，严重时可危及生命。

### （一）肿瘤合并器官损害机制

大约有50%的获得性血友病A患者可发现病因或基础疾病，肿瘤是常见病因之一，可见于实体瘤，包括前列腺癌、肺癌、乳腺癌、结肠癌等，组织病理多为腺癌；造血系统肿瘤中淋巴细胞来源肿瘤占多数。

CD4+ T淋巴细胞对外来抗原识别和B淋巴细胞抗体产生具有监视作用，作为异常克隆的瘤细胞对T淋巴细胞和自然杀伤细胞的功能调节具负面作用，故肿瘤患者体内免疫紊乱是导致FⅧ抗体产生的重要原因。慢性淋巴细胞白血病的白血病克隆和低度恶性B细胞淋巴瘤的肿瘤细胞本身可能会产生异常FⅧ抗体，与血浆中正常的FⅧ发生抗原-抗体反应，导致FⅧ：C下降，可能是造血系统肿瘤发生获得性血友病的机制之一。

（二）临床表现及诊断

1.临床表现

除原发肿瘤临床表现外，主要为在既往无出血史及无出血性疾病家族史情况下发生自发性或在手术、创伤，或侵入性检查后的出血。少数情况下，获得性血友病可发生在肿瘤发生之前数月起病。皮下出血最常见，其次为肌肉出血，也可表现为泌尿生殖系、胃肠道、腹膜后和颅内等其他部位出血，关节出血少见。少数无出血表现，仅检查发现孤立性APTT延长。

2.诊断

肿瘤患者出现不能用原发病或其他原因解释的新发

出血或孤立性 APTT 延长需考虑本病。疑似患者需行 APTT 混合血浆纠正试验进行抑制物筛查，如同时伴 PT 延长等，需排除其他原因，如维生素 K 缺乏、服用抗凝药物等。此外，对起始未发现基础疾病（包括肿瘤）的获得性血友病患者，需排查肿瘤等相关因素。

APTT 混合血浆纠正试验：确定 APTT 延长后应行正常血浆混合纠正试验（即 APTT 纠正试验），若不能纠正应考虑可能存在抑制物。因检测方法缺乏标准化，故不能单独用来确定或排除 AHA 诊断，需同时进行 FⅧ：C、FⅧ抑制物定量和狼疮抗凝物检测。

凝血因子活性检测：单一 FⅧ：C 降低提示可能为 AHA，需除外遗传性血友病 A、血管性血友病（VWD）和获得性 VW 综合征（AVWS）。

抑制物定量：确诊 AHA 必须测定抑制物滴度，常用方法为 Bethesda 法及 Nijmegen 改良法。

（三）临床治疗处理流程

本病的治疗原则包括：治疗原发病、及时治疗及预防出血、尽早开始免疫抑制治疗（immunosuppressive therapy，IST）。

1.肿瘤原发病治疗

治疗肿瘤及其相关并发症，如为手术治疗，则需考虑手术时机，尽量在出血风险控制后且在预防性应用旁路途径止血药物基础上进行，需密切评估及监测出血情况。

2.止血治疗

（1）止血治疗原则

确诊后应立即采取措施预防发生严重出血，尽量避免有创操作或手术，如因肿瘤确诊或治疗无法避免，应在有经验的中心或专家指导下，预防性应用旁路途径止血药物后再进行。

根据患者出血的严重程度制定止血治疗策略，止血药物治疗以控制急性出血为首要目标。如无明显出血或仅有局部皮肤瘀斑，只需密切观察并给予清除抑制物治疗，无须特殊止血治疗；对腹膜后和咽后间隙、肌肉、颅内、消化道出血、泌尿道、肺和术后的出血以及多部位出血等应予积极止血治疗。

（2）止血药物

旁路途径药物：包括重组活化人凝血因子Ⅶ（recombinant human coagulation factor Ⅶa，rFⅦa）和凝血酶

原复合物（prothrombin complex concentrate，PCC）。①rF Ⅶa：发生出血事件需止血治疗时，尽快给予rF Ⅶa 90 μg/kg每2~3小时/次至出血控制，如24小时后止血效果不佳，考虑转换其他止血药物。②PCC：当无法使用rF Ⅶa时，建议使用PCC止血，剂量一般不超过150 IU/（kg·d），分次使用，使用过程中应注意监测血栓事件的发生。③旁路途径药物联合应用：如患者出现难以控制的出血且rF Ⅶa或PCC效果均不佳时，综合权衡血栓事件并发症风险后，再谨慎选择序贯应用rF Ⅶa及PCC，使用过程中需严密监测血栓事件的发生。如由于药物可及性或经济原因无法持续应用rF Ⅶa，可以考虑与PCC序贯使用。

F Ⅷ浓缩剂：仅在无法获得旁路途径药物或其疗效不佳且患者为低滴度抑制物时使用高剂量F Ⅷ止血。首次给予高剂量F Ⅷ（50~100 IU/kg），在输注后结合临床疗效调整用药剂量及间隔。

1-去氨基-8-D-精氨酸加压素（1-deamino-8-D-arginine vasopressin，DDAVP）：DDAVP在部分滴度<2 BU/mL且F Ⅷ：C>5%的AHA患者中可能有一定疗效，一般剂量为每次0.3 μg/kg。DDAVP有可能发生水肿、心衰、

持续低钠血症和抽搐等不良反应，仅在无其他选择且出血轻微时，经慎重评估后应用。

抗纤溶及其他药物：抗纤溶药物（氨甲环酸及氨基己酸等）可作为除泌尿系出血以外其他部位出血的辅助治疗。抗纤溶药物与旁路制剂的联用有增加血栓事件的风险，应避免PCC与抗纤溶药物同时使用。

双特异性抗体艾美赛珠单抗由于血药浓度达峰需要数周，只能用于预防出血，不能用于治疗急性出血。

人工辅助凝血酶或者纤维胶可用于某些部位出血，如鼻出血、口腔溃疡、皮肤出血和外科手术部位等。

3.抑制物清除

所有患者在确诊后应立即采取IST以清除FⅧ抑制物。在IST方案制定及实施过程中，应注意监测针对可能出现的并发症如骨髓抑制、糖皮质激素相关不良反应等，以避免继发感染等不良事件发生。

（1）一线治疗

表4　AHA患者IST一线方案

| 推荐一线方案 | 推荐剂量 | 说明 | 注意事项 |
|---|---|---|---|
| 糖皮质激素单药 | 波尼松 1 mg·kg$^{-1}$·d$^{-1}$ 口服或等效剂量其他类型糖皮质激素口服或静脉给药，疗程一般不超过6周，逐渐减量至停用 | 预后不良组患者在3周内有效的可能性较小 | 监测潜在风险（高血糖、感染、骨质疏松、股骨头坏死及精神疾病等） |
| 糖皮质激素联合环磷酰胺 | 糖皮质激素同上；环磷酰胺 1.5~2 mg·kg$^{-1}$·d$^{-1}$，静脉或口服给药，疗程一般不超过6周 | 较糖皮质激素单用起效快、缓解率高 | 环磷酰胺潜在风险（骨髓抑制、继发感染等） |
| 糖皮质激素联合利妥昔单抗 | 糖皮质激素同上；利妥昔单抗 379 ng/m$^2$每周1次，静脉给药，最多4次或100 mg每周1次，共4次 | 不推荐单药，除非患者有其他免疫抑制药物禁忌证 | 原则上禁用于活动性乙型肝炎患者，注意感染监测及预防 |

糖皮质激素在患者获得缓解或用至6周后逐渐减停。

（2）二线治疗及其他治疗

AHA患者经过一线治疗3~5周后抑制物滴度无明显下降或FⅧ：C较基线值无明显上升时考虑给予二线治疗。对于糖皮质激素单药患者，二线治疗可以加用环磷酰胺或者利妥昔单抗。对于糖皮质激素联合环磷酰胺或者利妥昔单抗患者，二线治疗可换用之前未使用过的药物（利妥昔单抗或环磷酰胺）。

一线及二线治疗均无效时，可尝试其他免疫抑制剂，如霉酚酸酯、硫唑嘌呤、长春新碱、环孢素A、他克莫司、蛋白酶体抑制剂等。

血浆置换或者免疫吸附法可在难治性出血事件或需要外科干预等特殊情况下应用，可快速去除血浆中的抑制物并补充FⅧ，但无法持续清除抑制物。

# 第九章

# 肿瘤相关性噬血细胞综合征

## 一、流行病学

噬血细胞性淋巴组织细胞增多症（hemophagocytic lymphohistiocytosis，HLH）又称噬血细胞综合征（hemophagocytic syndrome，HPS），是一种由遗传性或获得性免疫调节功能异常导致的淋巴细胞、单核细胞和巨噬细胞异常激活、增殖和分泌大量炎性细胞因子引起的过度炎症反应综合征。以发热、血细胞减少、肝脾肿大及肝、脾、淋巴结和骨髓组织发现噬血现象为主要临床特征。

按照是否存在明确的HLH相关基因异常，HLH可分为"原发性"和"继发性"两类。原发性HLH由遗传性淋巴细胞毒功能受损或炎症活性相关基因缺陷导致，而继发性HLH可由恶性肿瘤、风湿免疫性疾病、感染等多种因素诱发，患者通常无已知的HLH致病基因缺陷及家族史。

恶性肿瘤是导致继发性HLH的重要病因之一。根据发生诱因不同，肿瘤相关性HLH可分为恶性肿瘤诱发的HLH、感染导致的HLH及免疫治疗相关的HLH。据报道，肿瘤相关性HLH在成人HLH中发生率高达45%，在儿童患者中仅为8%，常见于血液系统恶性肿瘤，其中淋巴瘤占比超过70%，白血病约6%，其他非特异血液系统肿瘤约14%，实体瘤约3%。

在恶性肿瘤诱发的HLH患者中，以淋巴瘤最常见。在西方国家和日本弥漫大B细胞淋巴瘤是导致HLH常见诱因，中国和韩国则以T细胞肿瘤为主，T细胞肿瘤中导致HLH较多见的是外周T/NK细胞淋巴瘤，包括NK/T细胞淋巴瘤鼻型、皮下脂膜炎样T细胞淋巴瘤、间变大细胞淋巴瘤、肝脾和皮肤γδ-T细胞淋巴瘤，淋巴母细胞淋巴瘤较少见。

虽然淋巴瘤相关HLH最多见，但白血病、多发性骨髓瘤、MDS、华氏巨球蛋白血症、Castleman病及实体瘤相关HLH均有报道，受病例数量限制，关于淋巴瘤以外肿瘤相关性HLH仍有待研究。

## 二、发病机制

对恶性肿瘤诱发的HLH，确切机制尚不明确，可能是瘤细胞本身分泌大量细胞因子，或肿瘤抗原刺激活化淋巴细胞分泌大量细胞因子，也可能与肿瘤浸润、转移等有关，当上述因素触发免疫系统反应后，首先使T细胞大量活化增殖，活化T细胞又刺激巨噬细胞，使巨噬细胞活化。活化后的巨噬细胞吞噬功能增强，分泌大量细胞因子如TNF-α、IL-1、IL-6等。这些细胞因子又正反馈活化细胞毒性T细胞和巨噬细胞，如此反复发生，构成恶性循环，最终使机体细胞免疫调节系统失控，导致肿瘤相关性HLH发生。

## 三、临床表现

肿瘤相关性HLH的临床表现主要包括发热、脾大、肝大、浅表淋巴结肿大、黄疸、皮肤瘀斑或出血点、中枢神经系统症状、皮疹、多浆膜腔积液等。

### （一）发热

几乎所有的肿瘤相关性HLH患者均会出现发热，抗感染治疗无效，主要由高炎症因子血症所致，如IL-1、IL-6、TNF-α升高等。

### （二）淋巴造血器官的肿大

肝脾大可能与淋巴细胞及组织细胞浸润有关，部分可伴全身多发淋巴结肿大。

### （三）黄疸

可能因为活化巨噬细胞导致组织浸润，并产生大量炎性细胞因子造成组织损伤，导致肝功损害。

### （四）皮肤瘀斑或出血点

肝功受损导致凝血因子合成障碍，且多合并血小板减少，导致皮肤瘀斑或出血点。

（五）中枢神经系统症状

由于炎症因子风暴累及血脑屏障，进一步浸润脑组织，患者表现相应神经和/或精神症状，病理特征为脑膜和血管周围间隙淋巴组织细胞浸润。

（六）皮疹

各种皮肤表现，包括全身斑丘疹样红斑性皮疹、全身性红皮病、水肿、脂膜炎、麻疹样红斑、瘀斑及紫癜等，可能与淋巴细胞浸润相关，也可发生噬血现象。

四、诊断

HLH是一种进展迅速的高致死性疾病，及时正确诊断至关重要。肿瘤患者出现临床无法解释的持续发热、血细胞减少、伴脾肿大、肝功能异常或组织中找到噬血现象时应怀疑HLH可能，诊断参考HLH-2004诊断标准（表5）。在明确诊断恶性肿瘤基础上，除外原发性噬血细胞综合征，满足8条临床指标中任意5条即可诊断肿瘤相关性HLH。但HLH-2004诊断标准是根据儿童患者相关数据和儿科专家意见制定的，故对成人肿瘤相关HLH有一定局限性，各项指标（如sCD25、血清铁蛋白和LDH等）的动态监测更为重要。

表5　HLH-2004诊断标准

| |
| --- |
| 1.分子诊断符合HLH<br>在目前已知的HLH相关致病基因中,如 *PRF1*、*UNC13D*、*STX11*、*STXBP2*、*Rab27a*、*LYST*、*SH2D1A*、*BIRC4*、*ITK*、*AP3B1*、*MAGT1*、*CD27* 等发现病理性突变 |
| 2.符合以下8条指标中的5条<br>(1)发热:体温>38.5 ℃,持续>7天;<br>(2)脾大;<br>(3)血细胞减少(累及外周血两系或三系):血红蛋白<90 g/L,血小板<100×10⁹/L,中性粒细胞<1.0×10⁹/L且非骨髓造血功能减低所致;<br>(4)高甘油三酯血症和/或低纤维蛋白原血症:甘油三酯>3 mmol/L 或高于同年龄的3个标准差,纤维蛋白原<1.5 g/L或低于同年龄的3个标准差;<br>(5)在骨髓、脾脏、肝脏或淋巴结中找到噬血细胞;<br>(6)NK细胞活性降低或缺如;<br>(7)血清铁蛋白升高:铁蛋白≥500 μg/L;<br>(8)sCD25(可溶性白介素-2受体)升高 |

## 五、治疗

肿瘤相关性HLH治疗缺乏前瞻性研究,首要治疗是针对HLH还是原发疾病,或是针对两者结合治疗尚无明确结论,仍需积极探索,需个体化治疗。

### (一)淋巴瘤相关HLH的治疗

1.治疗原则

对器官功能尚可患者,推荐给予兼顾HLH及淋巴瘤的含依托泊苷的联合化疗方案,如DEP、DA-EPOCH或

DEP样方案；对器官功能较差的"脆弱"患者，可考虑予HLH-94方案或非细胞毒性药物治疗。HLH得到控制后应积极过渡到标准的淋巴瘤化疗。

2.治疗方案

（1）HLH-94方案

目前广泛应用的标准HLH治疗方案是HLH-94或HLH-04方案。淋巴瘤相关HLH患者，首选HLH-94方案诱导治疗。对成人尤其是伴合并症的老年人，依托泊苷用药频率可减至每周1次，剂量可从150 mg/m²减至50~100 mg/m²。

（2）DEP方案

DEP方案是一种由脂质体多柔比星、依托泊苷和甲泼尼龙组成的联合化疗方案。淋巴瘤相关HLH患者推荐给予剂量调整DEP方案：脂质体多柔比星35 mg/m² d1，VP-16 100 mg/m² d1（可根据患者器官功能及年龄调整剂量），甲泼尼2 mg/kg d1~3，0.75 mg/kg d4~7，0.25 mg/kg d8~10，0.1 mg/kg维持至下一疗程；该方案2周重复1次。与芦可替尼或L-门冬酰胺酶联合应用时，脂质体多柔比星可减量至25 mg/m²。DEP方案可用于淋巴瘤相关HLH的初始诱导治疗，也可用于对HLH-94方案无应答的难治性患者。研究证实，DEP方案初始诱导治疗的2周及4周ORR均优于HLH-94方案；在HLH-94方案无应答的难治性淋巴瘤相关HLH患者中也有较好的二次应答率。

（3）其他含依托泊苷的化疗方案

对体能状态较好的淋巴瘤诱发HLH患者，可采用含依托泊苷的多药联合化疗方案，如Ru-DEP、L-DEP、Ru-DED、DA-EPOCH等，疗效可能优于HLH-94方案。与DEP方案联合应用时，芦可替尼的成人推荐剂量为10 mg bid。

（4）中枢神经系统预防/治疗

侵袭性淋巴瘤患者需评估中枢神经系统累及情况，给予腰椎穿刺及预防性鞘内注射。年龄调整大剂量甲氨蝶呤可用于部分患者预防中枢复发，但老年患者对此治疗耐受较差。

（5）其他

HLH的治疗新药物，如JAK1/2抑制剂（芦可替尼）、IFN-γ抑制剂（伊帕伐单抗）、CD52单抗（阿伦单抗）、IL-1受体拮抗剂（阿那白滞素）等均在治疗HLH方面获得一定疗效，但在治疗淋巴瘤相关HLH方面尚缺乏前瞻性临床研究。细胞因子吸附治疗（细胞因子吸附柱或血浆置换）可能短期改善患者症状及器官功能。

3.造血干细胞移植

（1）预处理方案及供者选择

推荐根据淋巴瘤疾病特点选择预处理方案，清髓性预处理方案可能更有利于控制原发病。在选择亲缘供者时应全面评估供者的 NK 细胞活性和脱颗粒功能，进行 HLH 缺陷基因蛋白表达水平检测，以及 HLH 缺陷基因筛查，并检测全血细胞及血浆/血清 EBV-DNA。

（2）移植时机

移植应在患者药物治疗 HLH 达到临床缓解后及早进行，发病至移植的时间是影响预后的一个重要因素。

（3）造血干细胞移植方式选择

对于化疗后淋巴瘤疗效评估达到完全缓解的患者，若能够耐受强化治疗，推荐行自体造血干细胞移植（autologous haematopoietic stem cell transplantation，auto-HSCT），应用含大剂量依托泊苷的方案作为首次巩固治疗。明确诊断的原发 HLH 合并淋巴瘤，伴有 CD27、CD70、4-1BB 基因缺陷的淋巴瘤，有明确慢性活动性 EB 病毒感染病史的淋巴瘤患者，推荐早期予异基因造血干细胞移植（allogeneic hematopoietic stem cell trans-plantation，allo-HSCT）。HLH反复发作、合并HLH的难治/复发淋巴瘤、高度侵袭性淋巴瘤患者可考虑allo-HSCT。有条件的移植单位，即使只有单倍体供者，也可以积极进行。

## （二）其他肿瘤相关性HLH的治疗

除外淋巴瘤相关HLH，其他肿瘤相关性HLH较为少见，由于病例数量有限，缺乏前瞻性研究，确诊后应优先进行针对HLH的治疗还是针对原发病的治疗尚无定论，可以引既往案例为鉴，总结归纳前人的临床经验，治疗过程中应及时进行疗效评估，对于治疗效果不佳的患者，及时更换治疗方案。

## 六、预后

淋巴瘤相关HLH疾病凶险，进展迅速，早期死亡率高，若不及时进行合理、有效的早期干预，中位生存期不足2个月。非淋巴瘤相关HLH较为少见，但发生HLH显著降低了患者的生存率，早期诊断及治疗是改善患者预后的关键。

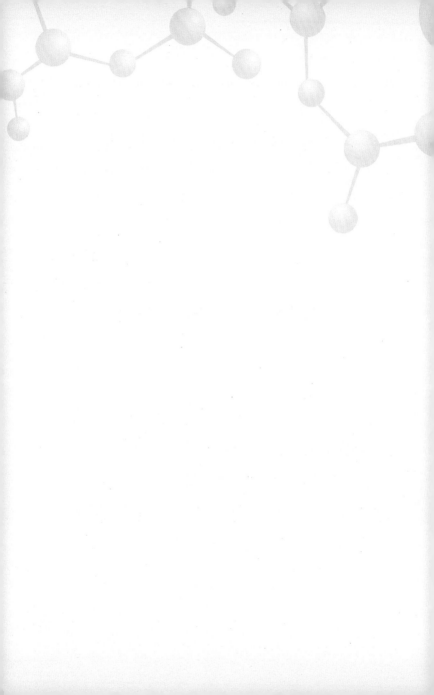

# 第十章

# 肿瘤相关性骨髓纤维化

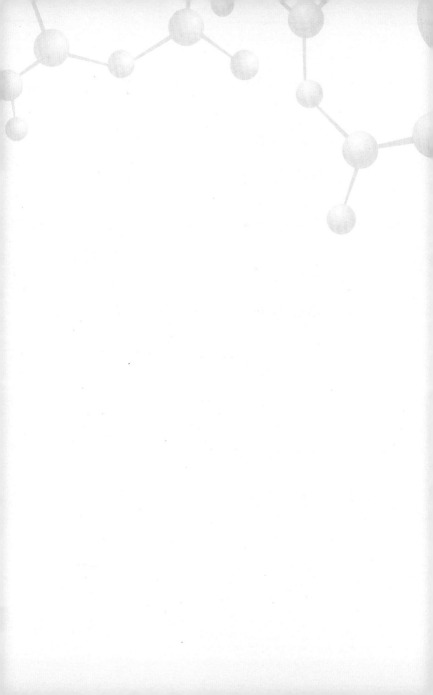

肿瘤相关性骨髓纤维化（myelofibrosis，MF）指血液系统肿瘤或其他肿瘤引起骨髓造血组织被纤维组织代替，影响造血功能，伴有脾、肝等器官髓外造血的病理状态，根据病因分为原发性骨髓纤维化（primary myelofibrosis，PMF）和继发性骨髓纤维化（secondary myelofibrosis，SMF）。PMF是一种BCR/ABL阴性的骨髓增殖性肿瘤，以贫血、脾大、外周血中出现未成熟粒细胞、幼红细胞、泪滴状红细胞，CD34+细胞增多及骨硬化为特点。SMF是指在原发病基础上出现骨髓纤维组织增生及造血功能异常，临床上可见于多种肿瘤相关性疾病，如慢性骨髓增殖性疾病、急慢性白血病、多发性骨髓瘤（multiple myeloma，MM）、骨髓增生异常综合征（myelodysplastic syndromes，MDS）和转移癌等。

## 一、原发性骨髓纤维化

PMF是一种骨髓增殖性肿瘤（myeloproliferative neo-plasms，MPN），以骨髓中巨核细胞系和粒系增生伴有反应性纤维组织沉积和髓外造血为特征。病程早期（纤维化前期）各系造血细胞可呈不同程度过度增生，无或仅有少量网状纤维增生。约50%患者白细胞数可轻度升高，大多在（10~20）×10⁹/L。红细胞、血小板数也可轻度增高。病程晚期（纤维化期）以骨髓纤维组织显著增生伴髓外造血为特点，表现为进行性贫血、脾大、外周血出现幼稚细胞、泪滴样红细胞和骨髓干抽，还可伴随乏力、盗汗、发热、消瘦等全身症状。

（一）发病机制

骨髓纤维化是由异常骨髓造血干细胞克隆性增殖引起的成纤维细胞反应性增生。巨核细胞过度增生及其释放的各种细胞因子如血小板衍生生长因子（platelet derived growth factor，PDGF）及转化生长因子β（transforming growth factor-β，TGF-β）等，刺激骨髓内成纤维细胞分裂和增殖及胶原合成增多，并在骨髓基质中过度积聚，导致PMF发生。肝、脾、淋巴结内的髓样化生是异常造血细胞累及髓外脏器的表现，不是骨髓纤维化的代偿作用。*JAK2*、*CALR*、*MPL*是MPNs诊断与治疗的三种驱动基因，约50%的纤维化期PMF患者存在*JAK2 V617F*点突变，8%的PMF患者携带有*MPL515*基因突变，25%~35%的PMF患者有CALR-exon9插入或缺失突变。

（二）临床表现

约30%的患者在确诊时无任何症状，主要是因为查体或者偶然发现血常规异常或脾大而就诊。常见症状包括贫血和脾大引起乏力、食欲减退、腹胀、左上腹痛，代谢增高引起的低热、盗汗和体重下降。少数有骨痛和出血，严重贫血和出血为本病的晚期表现；少数可因高尿酸血症并发痛风及肾结石。几乎所有器官都可出现髓外造血灶，局部器官受累可以表现为脾大、肝大、淋巴结肿大等，90%的患者存在不同程度的脾大，巨脾是本病特征性表现，质硬、表面光滑、无触痛。50%~80%的患者可出现肝大，因肝及门静脉血栓形成，可致门静脉高压症。

（三）诊断和鉴别诊断

1. 诊断标准

采用WHO（2016）诊断标准，包括纤维化前（pre-fibrotic）/早（early）期PMF（表6）和明显纤维化（overt fibrotic）期PMF（表7）。骨髓纤维化分级标准见表8。

### 表6 纤维化前/早期原发性骨髓纤维化诊断标准

| 确诊需要满足3条主要标准及至少1条次要标准 | |
|---|---|
| 主要标准 | 1.骨髓活检有巨核细胞增生和异型巨核细胞，无明显网状纤维增多（≤MF-1），骨髓增生程度于年龄调整后呈增高，粒系细胞增殖而红系细胞常减少 |
| | 2.不能满足真性红细胞增多症、慢性髓性白血病（BCR-ABL融合基因阴性）、骨髓增生异常综合征（无粒系和红系病态造血）或其他髓系肿瘤的WHO诊断标准 |
| | 3.有*JAK2*、*CALR*或*MPL*基因突变，或无这些突变但有其他克隆性标志，或无继发性骨髓纤维化证据 |
| 次要标准 | 1.非合并疾病导致的贫血 |
| | 2.WBC≥$11×10^9$/L |
| | 3.可触及的脾脏肿大 |
| | 4.血清乳酸脱氢酶水平增高 |

### 表7 明显纤维化期原发性骨髓纤维化诊断标准

| 诊断需满足以下3条主要标准及至少1条次要标准 | |
|---|---|
| 主要标准 | 1.巨核细胞增生和异形巨核细胞，常伴有网状纤维或胶原纤维（MF-2或MF-3） |
| | 2.不能满足真性红细胞增多症、慢性髓性白血病（BCR-ABL融合基因阴性）、骨髓增生异常综合征（无粒系和红系病态造血）或其他髓系肿瘤的WHO诊断标准 |
| | 3.有*JAK2*、*CALR*或*MPL*基因突变，或无这些突变但有其他克隆性标志，或无继发性骨髓纤维化证据 |
| 次要标准 | 1.非合并疾病导致的贫血 |
| | 2.WBC≥$11×10^9$/L |
| | 3.可触及的脾脏肿大 |
| | 4.幼粒幼红血象 |
| | 5.血清乳酸脱氢酶水平增高 |

表8 WHO（2016）骨髓纤维化分级标准

| 分级 | 标准 |
|------|------|
| MF-0 | 散在线性网状纤维,无交叉,相当于正常骨髓 |
| MF-1 | 疏松的网状纤维,伴有很多交叉,特别是血管周围区 |
| MF-2 | 弥漫且浓密的网状纤维增多,伴有广泛交叉,偶尔仅有局灶性胶原纤维和(或)局灶性骨硬化 |
| MF-3 | 弥漫且浓密的网状纤维增多,伴有广泛交叉,有粗胶原纤维束,常伴有显著的骨硬化 |

2.鉴别诊断

导致反应性骨髓纤维化的常见原因有感染、自身免疫性疾病、慢性炎性疾病、毛细胞白血病或其他淋巴系肿瘤、MDS、转移瘤及中毒性（慢性）骨髓疾患。

纤维化前/早期PMF应与原发性血小板增多症（essential thrombocythemia，ET）鉴别，主要依靠骨髓活检病理组织学形态分析。"真正"ET患者年龄调整后的骨髓增生程度无或轻微增高，髓系和红系造血无显著增生，巨核细胞胞质和细胞核同步增大，体积大至巨大，细胞核高度分叶（鹿角状），嗜银染色纤维化分级常为MF-0；纤维化前/早期PMF患者年龄调整后的骨髓增生程度显著增高，髓系造血显著增生，红系造血减低，巨核细胞细胞核体积的增大超过胞质，体积小至巨大，成簇分布，细胞核低分叶呈云朵状，嗜银染色纤维化分级常为 MF-0 或 MF-1。

有血细胞减少的 PMF 应与 MDS 合并骨髓纤维化进行鉴别诊断：近 50% 的 MDS 患者骨髓中有轻至中度网状纤维增多（MF-0 或 MF-1），其中 10%~15% 的患者有明显纤维化（MF-2 或 MF-3）。与 PMF 不同的是，MDS 合并骨髓纤维化常为全血细胞减少，异形和破碎红细胞较少见，骨髓常显示明显三系发育异常，胶原纤维形成十分少见，而且常无肝脾肿大。

### （四）治疗

对于无临床症状、病情稳定、可持续数年的病人不需要特殊治疗。

#### 1.支持治疗

成分血输注支持治疗，长期红细胞输注应注意铁过载，配合铁螯合剂治疗。EPO 水平低者可用重组人EPO。

#### 2.缩小脾脏和抑制髓外造血

白细胞和血小板明显增多、有显著脾大而骨髓造血障碍不明显时可用来那度胺、羟基脲、美法仑等。部分病人可改善症状，但不能改变自然病程。干扰素 α 和 γ 对有血小板增多的骨髓纤维化疗效较好。活性维生素 $D_3$

抑制巨核细胞增殖，并有诱导髓细胞向单核及巨噬细胞转化的作用。

3.脾切除

指征：①脾大引起压迫和/或脾梗死疼痛难以忍受；②无法控制的溶血、脾相关性血小板减少；③门静脉高压并发食管静脉曲张破裂出血。但脾切除后可使肝迅速增大，应慎重考虑。

4.靶向药物治疗

芦可替尼是JAK2抑制剂，用于治疗中或高风险骨髓纤维化，包括PMF、真性红细胞增多症（polycythemia vera，PV）、ET继发的骨髓纤维化。

5.HSCT

HSCT是目前唯一可能根治本病的方法，但年龄过高和相关并发症失败率高，近年采用减低剂量预处理（reduced‐intensity conditioning，RIC）方案提高了成功率。

## 二、肿瘤继发骨髓纤维化

SMF是指在原发病基础上出现骨髓纤维组织增生，并出现造血功能异常，临床常见于各种类型急慢性白血病、淋巴瘤、MM、MDS等血液系统恶性疾病，另外一些非血液系统疾病，如实体瘤骨髓转移、自身免疫性疾病、化学药物或放射治疗等也可引起继发性骨髓纤维化。其中以血液系统恶性疾病继发多见，CML继发骨髓纤维化比例占72%，MDS占55.1%，CLL占20%~30%，MM占8%~30%，其余包括淋巴瘤、转移癌等。导致成人SMF的主要病因以血液肿瘤和实体瘤为常见，后者以乳腺癌、胃癌、前列腺癌和肺癌多见，易累及骨髓引起反应性骨髓纤维化，常与PMF相似，不易鉴别，但骨髓象与骨髓活检可以找到明显的异型性细胞，且随原发病的缓解或好转，骨髓纤维化程度可减轻。

（一）发病机制

对继发性骨髓纤维化的具体机制尚有争论，其中CML、MM及淋巴系统增殖性疾病病例数量居多，发生机制可能是MPN患者骨髓中成纤维细胞对各种促分裂剂的敏感性增强，进一步促进了骨髓中纤维细胞的增生。许多生长因子在骨髓中纤维母细胞增生和骨髓内纤维组织增殖中起到重要作用。其中最重要的有血小板衍生生长因子（platelet-derived growth factors，PDGF）、TGF-β和表皮生长因子（epidermal growth factor，EGF）等。其中PDGF是由巨核细胞产生的，是血清中主要的促细胞分裂剂，并对纤维母细胞有极强的促分裂作用，能分泌胶原蛋白，明显促进Ⅲ型胶原合成。另外，TGF-β和EGF等也可促进骨髓中纤维母细胞增生和骨髓中纤维组织增多。

（二）临床表现

SMF症状仍是与贫血、脾脏肿大相关的乏力、腹胀等不适，大多数患者脾脏肿大程度较轻，腹胀、左上腹痛症状不明显，伴有原发病引起相关症状，SMF症状易被原发病症状掩盖。因此，当患者出现原发病症状之外的血常规异常或脾脏肿大时应注意继发骨髓纤维化的可能。

（三）SMF诊断要点

患者的临床表现包括原发病相关临床表现和SMF相关症状，如乏力、腹胀等不适。除原发病相关检查外，建议完善骨髓涂片细胞形态学检查、骨髓活检、细胞遗传学分析（如骨髓"干抽"，可用外周血标本）、分子生物学，包括 JAK2、MPL、CALR 基因突变和 BCR-ABL1 融合基因检测（如骨髓"干抽"，可用外周血标本），ASXL1、TET2、DNMT3a、SRSF2、U2AF1、EZH2、IDH1/2、SF3B1、TP53 和 CBL 等基因可作为二线检测。

考虑淋巴瘤或其他实体瘤继发 MF 时，由于此类肿瘤合并 MF 往往表现为两系或三系血细胞减少，骨髓干抽，通常需靠骨髓活检发现 MF，但常因取材的局限性出现结果的假阴性。而对于一些仅可检测到 MF 的早期淋巴瘤、实体瘤患者，常因无明显肿大淋巴结、肿物活检及骨髓穿刺未能检测到淋巴瘤细胞而导致原发病漏诊，此时可通过 PET-CT 来辅助诊断，其在骨髓浸润诊断方面均有较高的敏感性和特异性。

（四）诊断和鉴别诊断

1.SMF 诊断标准

在满足骨髓中有巨核细胞增生和异形巨核细胞，且伴有网状纤维或胶原纤维的同时，若还满足 PV、CML、MM、其他髓系肿瘤的 WHO 诊断标准及其他实体瘤诊断标准，则诊断为继发性骨髓纤维化。

（1）真性红细胞增多症后骨髓纤维化（post-PV MF）诊断标准

采用骨髓纤维化研究和治疗国际工作组（international working group-myeloproliferative neoplasms research and treatment，IWG-MRT）标准：主要标准（2 条均需满足）：①此前按 WHO 诊断标准确诊为 PV；②骨髓活

检示纤维组织分级为2/3级（按0~3级标准）或3/4级（按0~4级标准）。次要标准（至少符合其中2条）：①贫血或不需持续静脉放血（在没有采用降细胞治疗情况下）或降细胞治疗来控制红细胞增多；②外周血出现幼稚粒细胞、幼稚红细胞；③进行性脾脏肿大（此前有脾脏肿大者超过左肋缘下5 cm或新出现可触及的脾脏肿大）；④以下3项体质性症状中至少出现1项：过去6个月内体重下降>10%，盗汗，不能解释的发热（>37.5 ℃）。

（2）ET后骨髓纤维化（post-ET MF）诊断标准

采用IWG-MRT标准：主要标准（2条均需符合）：①此前按WHO诊断标准确诊为ET；②骨髓活检示纤维组织分级为2/3级（按0~3级标准）或3/4级（按0~4级标准）。次要标准（至少需符合2条）：①贫血或血红蛋白含量较基线水平下降20 g/L；②外周血出现幼粒幼红细胞；③进行性脾脏肿大（超过左肋缘下5 cm或新出现可触及的脾脏肿大）；④以下3项体质性症状中至少出现1项：过去6个月内体重下降>10%，盗汗，不能解释的发热（>37.5 ℃）。

2.各类疾病继发MF的鉴别

1）CML在SMF前有较长白血病病程，有特征性的

Ph染色体和BCR/ABL融合基因，红细胞形态学正常，多无泪滴状红细胞，常脾脏肿大明显。

2）PV在发生SMF前有一段较长时间的红细胞增多和红细胞容量升高过程，有多血质的临床征象，且合并SMF的真性红血细胞增多症一般病情发展快。

3）ET在发生SMF前有很长一段时间以血小板明显升高为特点的病程，通常有血栓栓塞或出血性并发症，多无泪滴状红细胞。

4）骨髓转移瘤引起的SMF，恶性肿瘤（尤其是乳腺癌、前列腺癌和甲状腺癌等恶性肿瘤）转移至骨髓易引起MF，部分能找到原发病灶，一般脾脏不大或轻度肿大，骨髓象或骨髓活检可以见到明显的转移瘤细胞。

5）MDS伴SMF患者，具备MDS特点，脾不大或轻度肿大，骨髓中有明显的病态造血现象，骨髓活检可见不成熟细胞异常定位，MF程度轻且以网状纤维为主，部分病人有遗传学异常。

6）淋巴瘤与MM患者出现SMF时，纤维组织的增生区域与瘤细胞的分布一致，多呈灶性。

7）化学药物或放射治疗引起SMF，患者有明确原发病治疗相关放化疗病史，放疗引起骨髓纤维化部位与放射治疗部位相关。

（五）治疗

SMF治疗主要是治疗原发病，在常规对症支持治疗的基础上，针对原发病行相关治疗方案，部分患者骨髓纤维化可能有所缓解。

（六）预后及预防

SMF患者的预后主要取决于原发病的病理类型。多数学者认为，SMF预后不良，而且SMF程度越重，预后越差。也有学者认为SMF患者随着原发病的治疗，纤维化程度可以逆转，故而对原发病的预后影响不大。

由于骨髓纤维化目前仍然是一种病因不明的疾病，也就不存在有针对性的预防措施。因多继发于血液系统肿瘤，可参照血液病的预防措施：①避免长期接触有毒物质，如含苯的化学制品、农药等；②避免在有电离辐射的环境中过度暴露，如X射线、放射性物质等；③尽量远离污染的环境，如被污染的大气，或家庭装修导致的环境污染；④增强体质锻炼，规律作息不熬夜，保持心情舒畅。

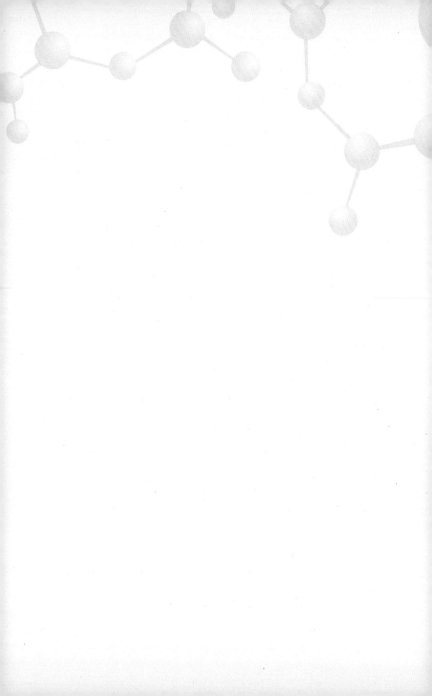

第十一章

# 肿瘤相关性骨髓坏死

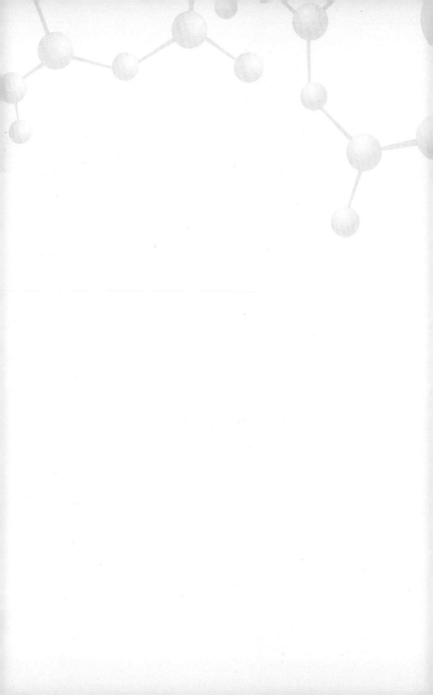

骨髓坏死（bone marrow necrosis，BMN）是多种病因和疾病所致骨髓内造血细胞发生原位死亡，即骨髓造血组织和基质大面积坏死，以骨髓正常组织破坏伴随大量脂肪组织丢失为特征，而不包括造血功能无继发改变的局灶性坏死和伴随骨坏死的骨髓坏死。骨髓坏死不是一个独立疾病，是诸多疾病的共同病理变化，原发病因包括肿瘤和非肿瘤两大类。骨髓坏死是一种罕见的临床综合征。国外发生率为0.3%~2.2%，国内为0.12%。

## 一、病因

骨髓坏死原发病因包括肿瘤和非肿瘤两大类。恶性肿瘤是其发病的主要原因（约占90%），非肿瘤因素仅约10%。血液系统肿瘤在恶性肿瘤中约占60%。血液系统肿瘤中急性淋巴细胞白血病最常见，其他包括各种类型白血病、多发性骨髓瘤、恶性淋巴瘤、MDS等。实体瘤多见于胃癌、前列腺癌、尤文氏肉瘤、原始神经外胚层肿瘤、神经母细胞瘤、横纹肌肉瘤和导管乳腺癌等。

此外，部分骨髓坏死在肿瘤治疗过程中发生，有一些细胞因子如干扰素、粒细胞集落刺激因子和肿瘤坏死因子。化疗药物如维甲酸、氟达拉滨、伊马替尼、羟基脲和利妥昔单抗等也可引起骨髓坏死。免疫治疗药物如

PD-1抑制剂和靶向治疗药物如TKI等引起骨髓坏死也有报道。

## 二、发病机制

骨髓坏死发病机制多样且复杂，是多种因素共同作用的结果。肿瘤相关性骨髓坏死发病机制可能为：①微循环衰竭致局部组织缺血可能是发病的最主要原因，可见于白血病细胞大量增殖阻塞骨髓毛细血管窦及实体瘤骨转移在骨髓滋养血管时形成癌栓。②恶性肿瘤细胞释放的酶及促炎因子，或强烈化疗后坏死的肿瘤细胞释放细胞毒性物质或酶直接或间接损伤骨髓细胞。③激活的免疫系统损伤骨髓造血细胞及基质细胞。④多种治疗药物，如氟达拉滨、羟基脲和伊马替尼等均可引起骨髓血管损伤，进而导致骨髓坏死等。⑤细胞凋亡的外源性途径。

## 三、临床表现

骨髓坏死的临床表现与原发病密切相关，无特异性的临床表现，主要是骨痛和发热。

1）典型症状：骨痛为全身骨痛、关节痛或局部骨骼疼痛。多呈进行性加重且剧烈难忍，多发生在造血组织活跃的骨组织部位，如胸部、腰背部、骶髂部和脊柱等。

2）最常见症状：发热多为高热，热型不规则。可由原发病所致，也可由骨髓坏死组织释放炎症因子导致，常无感染证据。

3）进行性加重的贫血也是较常见症状。

4）肝脾肿大，还可合并浅表淋巴结肿大、皮肤黏膜出血、皮下结节、水肿等。

5）其他：骨髓坏死时脂肪或骨髓颗粒可引起肺动脉或脑、肾血管脂肪栓塞，进而出现低氧血症、呼吸窘迫综合征和多脏器功能不全等严重并发症。

## 四、检查

### （一）血常规

骨髓坏死患者外周血常规多为三系或二系减少，常以血红蛋白和血小板减少较为多见，白细胞则根据原发病不同可表现为增多、减少或正常。外周血涂片可见幼稚粒细胞和有核红细胞等，呈幼红-幼粒细胞性贫血。主要与髓外造血，肿瘤细胞侵犯骨髓排挤幼红和幼粒细胞，大量肿瘤细胞破坏骨髓屏障导致幼红、幼粒细胞进入外周血等有关。还可见大小不一、不规则形、棘形、泪滴形和破碎红细胞等。若非血液系统肿瘤外周血涂片见幼稚细胞，需警惕骨髓坏死发生。

（二）生化和凝血

骨髓坏死患者可出现血清碱性磷酸酶、乳酸脱氢酶、血清钙、血沉、胆红素、血尿酸和谷草转氨酶升高等异常。骨髓坏死普遍处于高凝状态，存在不同程度DIC。

（三）骨髓穿刺和活检

骨髓坏死的诊断主要依靠骨髓穿刺和活检。骨髓穿刺易干抽，在一定程度上影响了骨髓坏死的检出率。多部位穿刺及加做骨髓活检有助于提高诊断率。

1.骨髓细胞学

①骨髓抽出物外观浑浊，可呈血水样、黄色泥浆样，多有腥臭味；②骨髓涂片经瑞氏-姬姆萨染色镜检示涂片中多数细胞呈溶解状态，细胞失去正常的结构和染色特点，胞膜多消失，胞浆内结构模糊无法辨认，胞核浓染，呈强嗜碱性，存在不同程度核固缩、核溶解、核碎裂，坏死细胞间充满大片无定性嗜酸性物质；③轻度骨髓坏死时骨髓涂片可见形态较为完整的成熟红细胞，而原始细胞、肿瘤细胞、中性杆状核和分叶核细胞，以及中晚幼红细胞仅形态残存依稀可辨；④骨髓坏

死严重者骨髓涂片仅余一片粉红色细胞痕迹，视野背景呈均匀一片嗜酸性物质，偶见间杂有形态较完整的幼红、幼粒细胞或肿瘤细胞。

2.组织学特点

正常造血组织和基质结构破坏，染成均一的嗜酸性物质，以缺乏胞核和胞质微细结构的嗜酸细胞空影为特征。多数可见伴有网硬蛋白增生和胶原纤维增生，有时可见骨髓纤维增生。

3.超微结构

电镜下所见骨髓有核细胞极度减少，仅见少数成熟红细胞及无结构的破坏细胞。残存细胞表现为细胞膜、细胞器及细胞核不同程度破坏。

（四）影像学检查

1. $^{99m}$Tc骨髓显像

可显示骨髓网状内皮成分，相当于造血组织区域，骨髓坏死区无核素摄取，也能显示残存骨髓组织，以便引导骨髓穿刺获原发病信息。

2.MRI

对骨髓坏死的诊断及疗效观察具重要意义。MRI为无创评估骨髓的方法。骨髓信号强度变化反映脂肪和细胞中水元素比例变化。骨髓坏死时造血组织水成分增加，脂肪减少，表现为高信号。MRI有助于判断骨髓坏死范围，并指导骨髓穿刺位置，亦有助于了解造血组织恢复。

3.PET-CT

从"分子水平"上反映恶性肿瘤的代谢及功能改变。对于白血病、多发性骨髓瘤和淋巴瘤等血液系统恶性肿瘤诊断具重大意义。可用于骨髓坏死诊断的依据可能为：①炎性细胞浸润坏死病灶，活化的炎性细胞表面葡萄糖转运蛋白的表达增加，因此可增加坏死病灶对氟[18F]-脱氧葡萄糖摄取；②骨髓坏死时缺氧、缺血的微环境导致代谢增加，从而增加对葡萄糖的摄取。

五、诊断

（一）诊断依据

①多数患者有原发疾病；②临床以剧烈骨痛、发热、进行性贫血、出血及肝、脾、淋巴结肿大症状多见。③外周血常规可见三系不同程度减低，呈幼红-幼粒细胞性贫血。④骨髓涂片和活检有典型骨髓坏死表现。

有些病例原发病灶非常隐蔽，临床无明显症状，仅因血液学出现异常，在骨髓涂片中找到瘤细胞，进行相应检查后才发现原发病灶，从而为恶性肿瘤提供诊断的唯一证据。

### （二）骨髓坏死分级

依据Maisel半定量法对骨髓活检组织切片进行分级：Ⅰ级（轻度坏死），骨髓坏死总范围低于整张骨髓标本的20%；Ⅱ级（中度坏死），骨髓坏死总范围占整张骨髓标本的20%~50%；Ⅲ级（重度坏死），骨髓坏死总范围高于整张骨髓标本的50%。

骨髓坏死常合并骨髓纤维化，采用Gomori银染色法及Foot网织纤维染色法，判断网硬蛋白的增生程度及骨髓纤维化程度。

## 六、治疗

原发病的治疗是骨髓坏死治疗的关键措施，因此骨髓坏死总的治疗原则是针对病因即针对原发病进行积极治疗，同时辅以对症治疗，包括通过放射治疗、糖皮质激素、间充质干细胞、造血干细胞移植等改善微循环、促进造血和预防骨髓纤维化。

### （一）原发病治疗

肿瘤相关性骨髓坏死主要因肿瘤细胞侵犯骨髓、阻塞骨髓微血管及对氧的过量需求所致，所以原发病治疗是关键。选择相应化疗方案可对瘤细胞扩散进行抑制，并对术后残存瘤细胞造成杀伤效果。明确原发病，根据骨髓坏死情况、其他器官耐受程度和并发症严重程度，拟行个体化化疗方案，可起优化疗效作用，从而改善患者远期生存率及降低复发率。

（二）放射治疗

放疗是当前骨转移瘤所引起骨髓坏死临床治疗中效果显著的治疗技术，能有效缓解疼痛，具有显著镇痛效果，从而减轻患者不适症状并减少药物摄入，使患者能减少对药物的依赖。

（三）糖皮质激素

恶性肿瘤可出现各种副瘤免疫现象，如免疫性溶血性贫血。免疫异常可能会损害骨髓造血干细胞，进而影响细胞的增生、分化及凋亡，导致骨髓坏死的发生。糖皮质激素有益于原发病的治疗和缓解炎症反应导致的骨髓损伤。但应注意不合理使用糖皮质激素也会导致骨髓坏死，故应权衡利弊。

（四）间充质干细胞

间充质干细胞有良好多向分化潜能、活跃增殖特性,内含大量细胞因子及生长因子,有促进造血和改善骨髓造血微环境的功能。体外培养的间充质干细胞具修复受损组织和免疫调节潜能,可用于治疗骨髓缺陷及坏死。

### (五)造血干细胞移植

有报道,恶性淋巴瘤合并骨髓坏死成功获取自体造血干细胞并移植成功。

### (六)支持治疗

骨髓坏死除积极处理原发病之外,针对症状给予支持治疗,如输血、镇痛、抗感染、改善循环、抑制骨髓纤维化和营养支持等,减轻患者痛苦。对于全血细胞减少患者,应及时输注红细胞、血小板及进行抗感染治疗。难以控制的感染和严重出血往往是骨髓坏死直接引发死亡的原因,早期成分输血治疗有助于帮助患者度过危险期、挽救生命,输注悬浮红细胞不但可维持重要脏器的功能,还可改善骨髓供血供氧,利于坏死骨髓的修复。应用血管活性药物,保证骨髓供血供氧,减缓疾病进展及促进恢复。

## 七、预后

多数研究者认为骨髓坏死的预后主要取决于原发

病，而与坏死程度无关。肿瘤相关性骨髓坏死，大多预后差，仅少数预后良好的肿瘤可获长期生存。骨髓坏死可加速肿瘤患者的死亡，死因多为严重感染、败血症、出血、栓塞和DIC等。

# 第十二章

# 肿瘤相关性单克隆
# 免疫球蛋白病

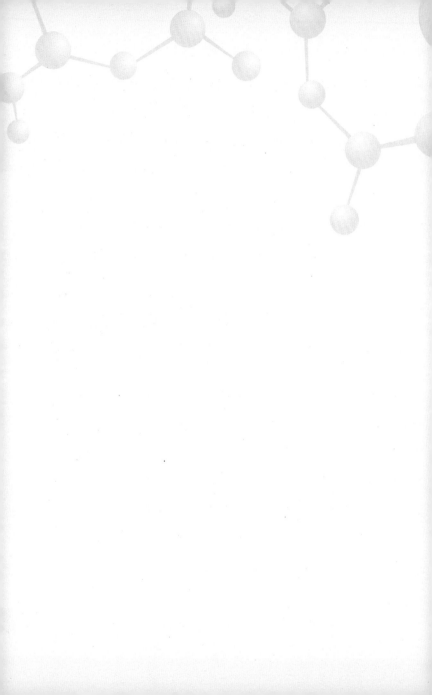

单克隆免疫球蛋白血症是指血中出现单克隆免疫球蛋白，既可是浆细胞病的特征，也可出现于某些非浆细胞疾病或原因不明。原因不明的单克隆免疫球蛋白病称为"意义未明单克隆免疫球蛋白病"（monoclonal gammopathy of undetermined significance，MGUS），可能与多种因素刺激导致单克隆 B 细胞或浆细胞过度增殖并分泌单克隆免疫球蛋白有关。1978 年，Kyle 观察到具有单克隆免疫球蛋白的人具有发展成多发性骨髓瘤、Waldenstrsm 巨球蛋白血症、轻链淀粉样变性或相关疾病的风险，而后将该病命名为 MGUS。肿瘤相关性单克隆免疫球蛋白病（cancer related monoclonal gammopathy，CRMG）是指肿瘤患者在肿瘤发展及治疗等过程中出现的单克隆免疫球蛋白血症，可出现在血液系统恶性肿瘤及实体瘤中，其发生率目前无明确流行病学数据，发病机制不十分明确。CRMG 可引起多种临床症状，影响患者对放化疗的耐受性。CRMG 不仅导致患者生存质量下降，而且降低对放化疗的敏感性，并作为独立因素影响肿瘤患者预后，在肿瘤治疗过程中应予以重视。

## 一、病因和发病机制

CRMG 的病因和发病机制不十分清楚，分子基础未知。有报道部分实体瘤中 IL-6 水平升高。众所周知，IL-6 是体内非常重要的炎症因子。已证实 IL-6 是骨髓瘤细胞生长因子，它的过度分泌与恶性浆细胞病的发病密切相关，CRMG 的发病机制上 IL-6 是否起重要作用尚待研究。对部分淋巴瘤相关 MGUS，淋浆阶段属人为划分，实际演化过程是连续的，因此两种疾病可能出现重叠交叉。

## 二、CRMG 的临床表现

### （一）原发肿瘤的表现

### （二）单克隆免疫球蛋白血症的相应表现

患者可出现肾脏、皮肤和神经系统的症状，表现为感觉性共济失调、动眼神经和延髓肌或冷凝集素的运动无力；蛋白尿、血尿、高血压及急性肾功能不全；黄色至橙色丘疹、斑块，和/或累及眼睑的结节等。也可以无任何表现。

## 三、CRMG 的诊断与鉴别诊断

### （一）CRMG 的诊断

有三个重要特征：①确诊肿瘤；②M 蛋白的存在；同时符合以下两条标准：a.血清单克隆 M 蛋白（IgG 型或 IgA 型）<30 g/L，和尿 M 蛋白<500 mg/24 小时；并且

骨髓单克隆浆细胞比例<10%；b.无SLiM、CARB等终末器官损害表现，无浆细胞增殖导致的淀粉样变性。③有或无M蛋白导致的临床症状。

## （二）CRMG的常见疾病

### 1.实体肿瘤

（1）骨内神经鞘瘤

骨内神经鞘瘤是一种罕见的疾病，占原发性骨肿瘤的0.175%。这些肿瘤通常不累及长骨，大多数骨内神经鞘瘤见于颅骨、下颌骨和脊柱。因此，它们经常被误诊为更严重的骨溶性病变，包括转移性疾病和骨髓炎，导致患者的过度治疗或过度检查。免疫组化表现为CD56在MGUS（10%）和神经鞘瘤均阳性。尽管对肿瘤发生的控制机制或两种疾病之间的关系缺乏明确的认识。MGUS可能是骨内神经鞘瘤的潜在危险因素。

（2）前列腺癌

基于登记研究表明，MGUS和前列腺癌（prostatic cancer，PCa）可能存在关联。有研究分析了来自2385名男性（年龄45~85岁）的基于前瞻性人群的队列研究的数据：在19名被诊断为MGUS和偶然发现的前列腺癌患者中，MGUS与PCa的HR为2.00（95% CI：1.23~

3.25）。按免疫球蛋白的类型分层，IgM-MGUS与PCa的相关性最强。已经有研究表明抗体或抗原和抗体的复合物可以阻断细胞毒性淋巴细胞的抗肿瘤作用，从而促进癌细胞的生长。另有研究显示，强大的遗传易感性似乎是MGUS和前列腺癌之间关联的潜在原因。前列腺癌是男性中最常见的癌症，而MGUS的患病率为3%~4%，了解这种关联的本质对临床决策很重要。

（3）直肠癌

直肠癌是指从齿状线至直肠乙状结肠交界处之间的癌，是消化道最常见的恶性肿瘤之一。我国直肠癌发病年龄中位数在45岁左右。青年人发病率有升高的趋势。

（4）非黑色素瘤皮肤癌

有相关报道发现单克隆免疫球蛋白患者中存在的免疫抑制和循环血中的趋化因子可能会导致非黑色素瘤皮肤癌的进展。

2.血液肿瘤

（1）黏膜相关淋巴组织淋巴瘤

M蛋白的生成可发生于多种类型的B细胞NHL中，尤其是分化较晚的淋巴瘤。黏膜相关淋巴组织淋巴瘤（mucosa-associated lymphoid tissue，MALT）是一种具有独特临床病理特点的淋巴瘤，据报道其合并M蛋白血症的比例可达27%~36%。

（2）滤泡性淋巴瘤

有研究报道了311例滤泡性淋巴瘤患者，其中82例（26%）患者出现单克隆免疫球蛋白。中位随访4.6年，血清免疫固定电泳阳性与早期复发风险较高相关（POD 24，27% vs. 15%，$P$=0.02），无进展生存期较短（PFS；5年42% vs. 52%，$P$=0.008），总生存率较短（OS；59% vs. 10年77%，$P$=0.046），是预后不良的预测因素。这些发现鼓励我们进一步研究其与B细胞生物学和肿瘤微环境的关系。

（3）T细胞大颗粒淋巴细胞白血病

T细胞大颗粒淋巴细胞（T-large granular lymphocytic，T-LGL）白血病是一种慢性淋巴增生性疾病，其特征是具有细胞毒性表型（CD3、CD8和CD57）。T-LGLs是一种克隆扩增，是相对罕见的恶性肿瘤，在美国慢性淋巴增生性疾病中占2%~5%。一项对1994年1月至2018年6月在梅奥诊所就诊的所有诊断为T-LGL白血病和浆细胞疾病（plasma cell dyscrasia，PCD）的患者进行了回顾性研究。T-LGL白血病大多数是在MGUS诊断的同时或之后诊断的，22例患者被诊断为T-LGL白血病和PCD。其中MGUS占13例，这强调了在监测MGUS患者时需要保持警惕，特别是那些出现不明原因的中性粒细胞减少症的患者。

（4）慢性骨髓增殖性肿瘤及骨髓增生异常综合征

在BCR-ABL阴性的MPN患者中，3%~14%的患者同时出现MGUS。单克隆免疫球蛋白血症在骨髓增生异常综合征（MDS）患者中的发生率为2%~10%。

## 四、治疗

### （一）原发肿瘤的治疗

控瘤治疗：对肿瘤本病所致CRMG，应按实体瘤或血液肿瘤相应治疗原则进行治疗。若肿瘤本身已经缓解或手术切除，M蛋白仍然存在，需据患者是否有M蛋白相关临床表现以及M蛋白血症的转归情况选择相应的治疗。

### （二）对症支持治疗

#### 1.抗感染

在CRMG的患者中观察到几种可能影响癌症预后的免疫紊乱，包括低γ球蛋白血症和调节性T细胞亚群频率的改变。CRMG患者菌血症和肺炎的风险中度升高，可能增加与某些癌症和使用细胞毒性治疗相关的严重感染的风险。因此，临床中这类患者进行抗肿瘤治疗的同时需注意监测淋巴细胞亚群，必要时需预防性地应用抗感染药物。另外要警惕CRMG与分枝杆菌感染的关系，在肿瘤治疗过程中应进行这方面的监测。

2.静脉血栓的预防

不管是实体瘤还是血液肿瘤患者都是静脉血栓发生的高危人群，研究表明，MGUS患者浅表血栓性静脉炎的发生率增加，而一项针对患有MGUS的美国退伍军人的研究发现，他们发生静脉血栓栓塞的风险增加。因此，对CRMG患者应行血栓风险评估，必要时予阿司匹林或肝素类抗凝药预防静脉血栓。

3.对肾功能的监测和保护

抗肿瘤治疗过程中要注意对肾脏的保护和监测，许多抗肿瘤药物可引起肾损伤。主要可表现为肾小管功能障碍、肾内梗阻、急性和慢性肾衰竭、溶血性尿毒症综合征。要保护肾脏功能，避免使用非甾体类止痛药、静脉造影剂等，给予充分水化、利尿。而CRMG中的单克隆免疫球蛋白也可以导致肾脏的损害，出现蛋白尿、高血压、血尿及肾功能损害。必要时可使用糖皮质类固醇。若肾脏活检证实为轻链沉积病或者有肾脏意义的MGRS，需进一步明确是否具有浆细胞克隆或者B细胞克隆，选择相应的治疗。

4.治疗冷球蛋白血症

对IgM型CRMG需要警惕冷球蛋白血症出现。这是一种多系统疾病，通过冷球蛋白的血管内沉积和其形成的免疫复合物沉积，皮肤表现最为多见。患者常由于寒冷引起皮肤紫癜、冷性荨麻疹和痛性溃疡。还有的病人以小血管炎病变为主，表现为关节疼痛，肾脏和周围神经受累更加常见。

冷球蛋白血症主要采用病因治疗，包括丙肝的抗病毒治疗，大多数Ⅱ型和Ⅲ型患者经过持续抗丙肝病毒治疗，缓解率>50%。其余治疗包括利妥昔单抗和免疫抑制剂，血浆置换用于严重终末器官衰竭的患者。

5.预防骨质疏松及骨折

有报道MGUS患者中骨质疏松症和骨折发生率增加，即使患者未进展到多发性骨髓瘤。对CRMG患者可适当补钙及维生素 $D_3$。

# 第十三章

# 肿瘤相关性反应性浆细胞增多

## 一、肿瘤相关性反应性浆细胞增多的概述和流行病学

肿瘤相关性反应性浆细胞增多（reactive plasmacytosis，RP）一般指由于某种肿瘤，导致患者骨髓和/或外周血浆细胞数量明显升高，并且常常伴有球蛋白升高。一般认为这种现象是机体反应性的。肿瘤相关性RP的基础病因非常复杂，主要分为以下几类：①血液系统恶性肿瘤，主要见于急性髓性白血病、急性淋巴细胞白血病、慢性髓性白血病、慢性淋巴细胞白血病、霍奇金淋巴瘤、非霍奇金淋巴瘤（特别是血管免疫母细胞性T细胞淋巴瘤）、骨髓增殖性肿瘤、骨髓增生异常综合征等，几乎涵盖了各种血液系统恶性肿瘤；②非血液系统恶性肿瘤，目前报道的如累及支气管、胸腺、乳腺、肝脏、肾上腺、骨、胆道、胃肠道、前列腺、卵巢、子宫、膀胱的恶性肿瘤及恶性间皮瘤等。因此，从理论角度讲，常见肿瘤都有可能表现为RP。这意味着大部分肿瘤都需要警惕有无RP的发生。

RP的流行率目前报道不一，国外报道为8.7%~28.6%，而国内报道为6.6%，明显低于国外结果。由肿瘤所致RP的流行率目前无相关报道。

## 二、反应性浆细胞增多的筛查和诊断

### （一）反应性浆细胞增多的筛查

到目前为止，RP的发生机制尚不清楚。从目前研究来看，大部分肿瘤相关性RP的可能发生机制与肿瘤细胞分泌高水平IL-6有关。另外，少数肿瘤导致RP可能与IL-10升高有关。

对不明原因血清球蛋白升高，以及骨髓和/或外周血出现浆细胞的肿瘤患者，应该筛查RP的可能。相反，以RP为首发表现的患者，一定注意筛查有无潜在肿瘤可能。

### （二）反应性浆细胞增多的临床表现

肿瘤相关性RP的临床表现异质性非常强，主要取决于导致RP的基础疾病。RP共同的表现主要为骨髓中浆细胞升高，一般在20%以下，但罕见情况可达50%左右。RP也可以表现为外周血中浆细胞升高，还可同时伴有红细胞缗钱样排列。外周血中罕见时可出现浆细胞比例超过20%，甚至达到30%~40%，非常类似于浆细胞白血病，容易导致误诊。另外，RP常常出现血清球蛋白升高，可表现为IgG、IgA和/或IgM升高。若主要为一种球蛋白升高，背景蛋白浓度通常不降低，即无背景蛋白免疫麻痹。若RP合并由于基础疾病导致的贫血、骨骼破坏以及肾功能不全，极易误诊为多发性骨髓瘤，需要谨慎鉴别。

（三）反应性浆细胞增多诊断所需检测项目

RP的检查项目核心目的是明确浆细胞多克隆增殖（具体项目见表9）。

表9　初诊RP需要进行的检查

| | | 具体内容 |
|---|---|---|
| 基本检查 | 血液检查 | 血清蛋白电泳（包括M蛋白含量）、免疫固定电泳（包括IgD）、外周血涂片（浆细胞百分数）、血清免疫球蛋白定量（包括轻链）、血清游离轻链 |
| | 尿液检查 | 尿蛋白电泳、尿免疫固定电泳、24h尿M蛋白、24h尿轻链 |
| | 骨髓检查 | 骨髓细胞学涂片分类,骨髓活检+免疫组化（骨髓免疫组化建议应包括针对如下分子的抗体：CD19、CD20、CD38、CD56、CD138、κ轻链、λ轻链、纤维染色）,流式细胞术（建议抗体标记采用4色以上,应包括针对如下分子的抗体：CD38、CD138、CD45、CD19、CD56、CD20、CD27、CD28、CD81、CD117、CD200、CD269、κ轻链、λ轻链） |
| | 影像学检查 | 全身骨骼低剂量CT（包括头颅、骨盆、股骨、肱骨、胸椎、腰椎、颈椎）或全身弥散加权MRI成像（包括颅骨、颈椎、胸椎、腰椎、骨盆、长骨、肋骨）或PET-CT |

| | | 具体内容 |
|---|---|---|
| 特殊检查 | 血清细胞因子检查* | IL-2,IL-6,IL-10及IL-12 |
| 备注：*有条件的诊疗中心可以开展 | | |

1.确认浆细胞多克隆增殖的检查

主要包括单克隆免疫球蛋白和/或其轻链（M蛋白）、骨髓细胞学及病理组织学检查。M蛋白检测手段包括血清蛋白电泳（包括M蛋白含量）、血尿免疫固定电泳（包括IgD）、血清游离轻链、尿M蛋白定性和定量。骨髓穿刺及活检均是发现骨髓浆细胞的重要手段，可以互相补充。骨髓活检也是确诊RP基础病因的重要手段，这点在血液及非血肿瘤均有重要诊断价值。免疫分型是确定浆细胞克隆性的重要手段。

2.单克隆免疫球蛋白（M蛋白）

所有RP患者均应该进行血、尿M蛋白检测。血清蛋白电泳（serum protein electrophoresis，SPEP）无法检出M蛋白的基础上，采用更敏感的血清免疫固定电泳（immunofixation electrophoresis，IFE）进行确认。尿蛋白电泳（urine protein electrophoresis，UPEP）及尿IFE筛

查也很重要，以排除轻链型多发性骨髓瘤。在血、尿IFE均未检出 M 蛋白之后，用血清游离轻链（serum free light chain，sFLC）进一步验证。经过以上所有检查仍不能检出 M 蛋白者，M 蛋白的筛查方可结束。

3.骨髓细胞学及病理组织学检查

骨髓中多克隆性浆细胞增多是诊断 RP 的关键指标。为区分单克隆浆细胞增多，可通过骨髓流式细胞分析或骨髓活检免疫组化以确定表达 κ 或 λ 轻链浆细胞的比例（即轻链的限制性表达），辨别浆细胞是否为多克隆性增殖。注意，仅仅依赖浆细胞形态的差异是无法可靠地将多克隆浆细胞与单克隆浆细胞区分开来。与多发性骨髓瘤单克隆浆细胞类似，RP 的多克隆浆细胞也可表现为双核浆细胞、mott 样细胞、火焰状细胞以及在细胞浆中出现 Auer 小体样包涵体。另外，大部分 RP 患者骨髓中浆细胞比例低于 20%，而对于浆细胞 5%~15% 患者而言，有研究显示应用免疫组化染色区分多克隆还是单克隆增殖不可靠。对于这样的患者，流式细胞检测更具有优势。

4.浆细胞免疫表型检测

骨髓浆细胞流式细胞学检测有助于 RP 的诊断。

CD38 和 CD138 是常用的浆细胞标志抗原，通常以CD138 和 CD45 设门，结合胞浆 κ、λ 轻链检查，可对骨髓浆细胞进行克隆性分析。正常浆细胞免疫表型为 CD38$^+$、CD138$^+$、CD45$^+$、CD19$^+$、CD56$^-$ 及缺乏轻链限制性表达；典型单克隆浆细胞免疫表型为 CD38$^+$、CD138$^+$、CD45$^-$、CD19$^-$、CD56$^+$ 及轻链限制性表达阳性。反应性浆细胞本质为一过性扩增的短寿命多克隆不成熟浆细胞。应用流式细胞分析，RP 的浆细胞可以分为两群。一群为原始浆细胞，具有高度增殖活性，表型为 CD38$^+$、CD138$^-$、CD45$^+$、CD19$^+$、CD56$^-$ 及轻链限制性表达阴性；另外一群为早期浆细胞，增殖活性较原始浆细胞下降，但仍高于正常人成熟浆细胞，表型为 CD38$^+$、CD138$^+$、CD45$^+$、CD19$^+$、CD56$^-$ 及轻链限制性表达阴性。

5. 影像学检查

对于 RP，需要常规进行骨骼评估，以明确有无骨骼破坏。可采用全身低剂量 CT 扫描。全身低剂量 CT 扫描也是目前诊断多发性骨髓瘤骨病的标准诊断手段，可发现骨皮质的溶骨性破坏。此外，全身 PCT/CT 也可用于骨骼评估，但由于价格高昂，应用受限。全身弥散加权成像（WB-DWI）也可用于骨骼评估，优点是无电离辐射，是评估骨髓浸润的金标准，缺点是扫描时间长，应用受限。RP的浆细胞为多克隆浆细胞，不会侵犯骨骼。若发现骨骼破坏，而流式细胞检测提示为多克隆浆细胞，需要除外基础病或其他原因所致。

6.血清细胞因子检测

细胞因子检测非强制检测项目，但由于RP的研究相对较少，需要积累更多资料来进一步分析，建议有条件的中心选择进行检测。常用的血清细胞因子检测谱如下：IL-2，IL-6，IL-10及IL-12。

（四）诊断标准

骨髓浆细胞数量的正常值国外报道一般为1%~3%，国内报告为0~1.2%。国外学者认为超过2%或2.5%为异常，而国内学者通常一般定为3%以上为异常。目前，一般把骨髓多克隆浆细胞数量≥3%作为诊断RP的界值。而外周血中，正常情况下无浆细胞存在。若在外周血中发现多克隆浆细胞，无论比例高低，均为异常。而重度RP的定义为外周血中多克隆浆细胞>$2 \times 10^3/\text{mm}^3$，或比例超过20%，这种情况文献报道常见继发于血管免疫母细胞性淋巴瘤。

### 三、RP的临床意义

新诊断肿瘤伴随RP的临床意义，目前尚不明确。无论基础病为血液肿瘤，还是非血液肿瘤，由于大部分RP报道均为病例报告，缺乏大队列研究，因此RP的临床意义有待澄清。但从目前一些初步研究看，RP似乎对基础病的预后无不利影响。而肿瘤治疗后出现RP，似乎是预后良好的提示，这点在多发性骨髓瘤获得深度缓解序贯来那度胺维持治疗期间出现RP得到证实。

### 四、治疗

#### （一）治疗时机

由于RP为机体对基础疾病的反应性增生，因此，在基础病尚未明确情况下，不建议对RP进行治疗。建议在支持治疗基础上，尽快完善相关检查，明确基础病因后再制定治疗策略。

#### （二）治疗策略

根据基础疾病的不同，制定相应的治疗策略。不建议针对RP制定单独治疗策略。一般情况下，基础病缓解后RP即相应缓解。若基础病缓解后，RP仍无法完全缓解，需要警惕合并存在浆细胞疾病的可能，可进一步完善检查，验证浆细胞的克隆性。

## 参考文献

1. 樊代明. 整合肿瘤学·临床卷. 北京：科学出版社，2021.

2. 樊代明. 中国肿瘤整合诊治指南. 血液肿瘤卷. 天津：天津科技技术出版社，2022.

3. Liu L. Linking Telomere Regulation to Stem Cell Pluripotency. Trends Genet，2017，33（1）：16-33.

4. Li F，Ge Y，Liu D，et al. The role of telomere-binding modulators in pluripotent stem. cells. Protein Cell，2020，11（1）：60-70

5. Liesveld J L，Sharma N，Aljitawi Os. Stem cell homing：From physiology to therapeutics Stem cell homing：From physiology to. therapeutics. Stem Cells，2020，38（10）：1241-1253.

6. Amiri F，Kiani Aa，Bahadori M，et al. Co-culture of mesenchymal stem cell spheres. with hematopoietic stem cells under hypoxia：a cost-effective method to maintain self-renewal and homing marker expression . Mol Biol Rep，2022，49（2）：931-941.

7. Sameri S，Samadi P，Dehghan R，et al. Stem Cell Aging

in Lifespan and Disease：A. State-of-the-Art Review . Curr Stem Cell Res Ther，2020，15（4）：362-378.

8.Eun K，Ham Sw，Kim H. Cancer stem cell heterogeneity：origin and new. perspectives on CSC targeting . BMB Rep. 2017，50（3）：117-125.

9.Menendez Ja，Alarcon T. Nuclear reprogramming of cancer stem cells：Corrupting. the epigenetic code of cell identity with oncometabolites . Mol Cell Oncol，2016，3（6）：e1160854.

10.Teshigawara R，Cho J，Kameda M，et al. Mechanism of human somatic. reprogramming to iPS cell. Lab Invest，2017，97（10）：1152-1157.

11.Liu L，Zhang Sx，Liao W，et al. Mechanoresponsive stem cells to target cancer. metastases through biophysical cues. Sci Transl Med，2017，9（400）：eaan2966.

12.Watson Cj，Papula A l，Poon Gyp，et al. The evolutionary dynamics and fitness. landscape of clonal hematopoiesis. Science，2020，367（6485）：1449-1454.

13.Sánchez-Lanzas R，Kalampalika F，Ganuza M. 'Cellebrating' diversity in the bone. marrow niche：Classic and novel strategies to uncover niche composition published online ahead of print, 2022 Jul[15]. Br J Haematol, 2022, 10.1111/bjh.18355.

14. Weijts B, Yvernogeau L, Robin C. Recent Advances in Developmental. Hematopoiesis: Diving Deeper With New Technologies. Front Immunol, 2021, 12: 790379.

15. Yvernogeau L, Klaus A, Maas J, et al. Multispecies RNA tomography reveals. regulators of hematopoietic stem cell birth in the embryonic aorta. Blood, 2020, 136 (7): 831-844.

16. Baccin C, Al-Sabah J, Velten L, et al. Combined single-cell and spatial. transcriptomics reveal the molecular, cellular and spatial bone marrow niche organization. Nat Cell Biol, 2020, 22 (1): 38-48.

17. Al-Sabah J, Baccin C, Haas S. Single-cell and spatial transcriptomics approaches. of the bone marrow microenvironment. Curr Opin Oncol, 2020, 32 (2): 146-153.

18. Shu Hs, Liu Yl, Tang Xt, et al. Tracing the skeletal

progenitor transition during. postnatal bone formation. Cell Stem Cell，2021，28（12）：2122-2136.e3.

19. Yu Z，Yang W，He X，et al. Endothelial cell-derived angiopoietin-like protein 2. supports hematopoietic stem cell activities in bone marrow niches. Blood，2022，139（10）：1529-1540.

20. Kenswil Kjg，Pisterzi P，Sánchez-Duffhues G，et al. Endothelium-derived stromal. cells contribute to hematopoietic bone marrow niche formation. Cell Stem Cell，2021，28（4）：653-670.

21. 中国抗癌协会肿瘤临床化疗专业委员会，中国抗癌协会肿瘤支持治疗专业委员会.中国肿瘤化疗相关贫血诊治专家共识（2019年版）.中国肿瘤临床，2019，46（17）：869-875.

22. 中国抗癌协会肿瘤临床化疗专业委员会，中国抗癌协会肿瘤支持治疗专业委员会.肿瘤化疗导致的中性粒细胞减少诊治专家共识（2019年版）.中国肿瘤临床，2019，46（17）：876-882.

23. 田宁，张培彤.中性粒细胞增多与恶性肿瘤进展及转移关系的研究.中国肿瘤，2010，19（07）：470-

476.

24. 史艳侠，邢镨元，张俊，沈波.中国肿瘤化疗相关性血小板减少症专家诊疗共识（2019版）.中国肿瘤临床，2019，46（18）：923-929.

25. Haemmerle M，Stone R l，Menter Dg，et al.The Platelet. Lifeline to Cancer：Challenges and Opportunities. Cancer Cell，2018，33（6）：965-983.

26. Weitz I C. Thrombotic microangiopathy in cancer. Thromb Res，2018，164 Suppl. 1：S103-S105.

27. Masias C，Vasu S，Cataland Sr. None of the above：thrombotic microangiopathy. beyond TTP and HUS. Blood，2017，129（21）：2857-2863.

28. 周玉兰，张荣艳，李菲.恶性肿瘤相关噬血细胞综合征的研究新进展.中国肿瘤临床.2016；43（21）：958-961.

29. Hisada Y，Mackman N. Cancer-associated pathways and biomarkers of venous. thrombosis. Blood，2017，130（13）：1499-1506.

30. Sumi T，Nakata H，Chiba H. Squamous cell carcinoma associated with acquired. von Willebrand disease due to

immune checkpoint inhibitor treatment. Lung Cancer, 2021, 155: 196-198.

31. Setiadi A, Zoref-Lorenz A, Lee Cy, et al. Malignancy-associated haemophagocytic lymphohistiocytosis. Lancet Haematol, 2022, 9 (3): e217-e227.

32. Thomas Mr, Scully M. How I treat microangiopathic hemolytic anemia in patients. with cancer. Blood, 2021, 137 (10): 1310-1317.

33. Kramer R, Zaremba A, Moreira A, et al. Hematological immune related adverse. events after treatment with immune checkpoint inhibitors. Eur J Cancer, 2021, 147: 170-181.

34. Levi M. Disseminated Intravascular Coagulation in Cancer: An Update. Semin. Thromb Hemost, 2019, 45 (4): 342-347.

35. Napolitano M, Siragusa S, Mancuso S, et al. Acquired haemophilia in. cancer: A systematic and critical literature review. Haemophilia, 2018, 24 (1): 43-56.

36. Ferreyro Bl, Scales Dc, Wunsch H, et al. Critical illness in patients with. hematologic malignancy: a popula-

tion-based cohort study . Intensive Care Med，2021，47（10）：1104-1114.

37.Terwilliger T，Abdul-hay M. Acute lymphoblastic leukemia：a. comprehensive review and 2017 update . Blood Cancer J，2017，7（6）：e577.

38.De Kouchkovsky I，Abdul-hay M. ′Acute myeloid leukemia：a. comprehensive review and 2016 update′ . Blood Cancer J，2016，6（7）：e441.

39.Narayanan D and Weinberg Ok. How I investigate acute myeloid leukemia . Int J Lab Hematol，2020，42（1）：3-15.

40.Liu W，Liu J，Song Y，et al. Burden of lymphoma in China，2006-2016：an. analysis of the Global Burden of Disease Study 2016 . J Hematol Oncol，2019，12（1）：115.

41.中国抗癌协会血液肿瘤专业委员会，中华医学会血液学分会白血病淋巴瘤学组.中国成人急性淋巴细胞白血病诊断与治疗指南（2016年版）.中华血液学杂志，2016，37（010）：837-845.

42.中华医学会血液学分会.慢性髓性白血病中国诊断与

治疗指南（2020年版）.中华血液学杂志，2020，41（05）：353-364

43. 中国医师协会血液科医师分会，中华医学会血液学分会.中国多发性骨髓.瘤诊治指南（2022年修订）.中华内科杂志，2022，61（5）：480-487.

44. Escrihuela-Vidal F，Laporte J，Albasanz-Puig A，et al. Update on. the management of febrile neutropenia in hematologic patients. Rev Esp Quimioter，2019，32 Suppl 2（Suppl 2）：55-58.

45. Kochanek M，Schalk E，Von Bergwelt-Baildon M，et al. Management of sepsis in neutropenic cancer patients：2018 guidelines from the Infectious Diseases Working Party （AGIHO） and Intensive Care Working Party （iCHOP） of the German Society of Hematology and Medical Oncology（DGHO）.Ann Hematol，2019，98（5）：1051-1069.

46. Casanovas-Blanco M，Serrahima-Mackay A. Febrile neutropenia management in cancer patients receiving anti-cancer agent's treatment：Deepening the search to. offer the best care. A critical review follow-up. Crit Rev Oncol

Hematol，2020，153：103042.

47. Amaral Rac，Oliveira Pp，Fonseca Dfd，et al. Bundle for the prevention and management of complications of neutropenia in cancer patients. Rev Bras Enferm，2021，74（2）：e20200195.

48. 中华医学会血液学分会 中国医师协会血液科医师分会.中国中性粒细胞缺乏伴发热患者抗菌药物临床应用指南（2020 年版）.中华血液学杂志 2020，41（12）：969-978.

49. Lustberg Mb．Management of neutropenia in cancer patients．Clin Adv Hematol，Oncol，2012，10（12）：825-826.

50. Tralongo Ac，Antonuzzo A，Pronzato P，et al. Management of chemotherapy-induced neutropenia in patients with cancer：2019 guidelines of the Italian. Medical Oncology Association（AIOM）. Tumori，2020，106（4）：273-280.

51. Mehta Hm，Malandra M，Corey Sj. G-Csf and Gm-Csf in Neutropenia. J Immunol，2015，195（4）：1341-1349.

52. Villeneuve S，Aftandilian C. Neutropenia and Infection Prophylaxis in. Childhood Cancer. Curr Oncol Rep，2022，24（6）：671-686.

53. Braga Cc，Taplitz Ra，Flowers Cr. Clinical Implications of in. Febrile Neutropenia Guidelines the Cancer Patient Population. J Oncol Pract，2019，15（1）：25-26.

54. 闫晨华，徐婷，郑晓云，等 中国血液病患者中性粒细胞缺乏伴发热的多中心前瞻性流行病学研究.中华血液学杂志，2016，37（3）：177-182.

55. Madeddu C，Gramignano G，Astara G，et al. Pathogenesis and. Treatment Options of Cancer Related Anemia：Perspective for a Targeted Mechanism-Based Approach. Front，Physiol，2018，9，1294.

56. Paita V，Allcarraz C，Leonaedo A，et al. Anemia as a prognostic factor in. cancer patients. Rev Peru Med Exp Salud Publica，2018，35（2）：250-258.

57. 宋正波，陆舜，冯继锋，等.中国肿瘤相关性贫血发生率及治疗现状的流行病学调查研究.中国肿瘤，2019，28（9）：718-722.

58. De Pr，Geboes K，De Mm，et al.Treatment of anemia

in patients with solid. tumors receiving chemotherapy in palliative setting: usual practice versus guidelines. Acta Clin Belg, 2018, 73 (4): 251-256.

59.Family L, Xu L, Xu H, et al.The effect of chemotherapy-induced anemia. on dose reduction and dose delay. Supportive Care in Cancer, 2016, 24 (10): 4263-4271.

60.马军，王杰军，等主编.中国临床肿瘤学会（CSCO）2022肿瘤相关性贫血临床实践指南，人民卫生出版社，北京，2022.

61.中华医学会血液学分会.骨髓增生异常综合征中国诊断与治疗指南（2019.年版）.中华血液学杂志，2019，40（2）：89-97.

62.Chih Cc, Jen Ts, Jing Yc, et al. Impact of peri-operative anemia and blood transfusions in patients with gastric cancer receiving gastrectomy . Asian Pac J Cancer Prev, 2016, 17 (3): 1427-1431.

63.Broccoli A, Argani L, Stefoni V, et al. Efficacy and safety of biosimilar. epoetin alpha in patients with chronic lymphoid neoplasms and chemotherapy induced anaemia: An observational, retrospective, monocentric analysis. Hematol Oncol, 2018, 36 (1): 136-143.

64. Zhao F, Wang Y, Liu L, et al. Erythropoietin for cancer-associated malignant. anemia: A metaanalysis. Mol Clin Oncol, 2017, 6 (6): 925-930.

65. 中国临床肿瘤学会肿瘤与血栓专家委员会. 肿瘤相关静脉血栓栓塞症预防与治疗指南（2019版）. 中国肿瘤临床, 2019, 46 (13): 653-660.

66. Rodgers GM, Gilreath JA, Achebe MM, et al. Cancer and chemotherapy induced. anemia, version 1. J Natl Compr Canc Netw, 2018, 6 (6): 536-564.

67. 杨渤彦. 实体肿瘤相关性血小板减少的识别和处理. 中华医学杂志, 2019, 99 (08): 561-565.

68. Krauth M T, Puthenparambil J, Lechner K. Paraneoplastic autoimmune. thrombocytopenia in solid tumors. Crit Rev Oncol Hematol, 2012, 81 (1): 75-81.

69. 戴艳玲, 代思源, 李晓照, 等. 血栓性微血管病临床诊疗进展. 中华医学杂志, 2018, 98 (48): 3987-3990.

70. Font C, de Herreros M G, Tsoukalas N, et al. Throm-

botic microangiopathy （TMA）. in adult patients with solid tumors： a challenging complication in the era of emerging anticancer therapies. Support Care Cancer, 2022： 1-11.

71. Thomas M R, Scully M. Microangiopathy in Cancer： Causes, Consequences, and. Management. Cancer Treat Res, 2019, 179： 151-158.

72. Decaestecker A, Hamroun A, Provot F, et al. Retrospective study of 59 cases of. cancer-associated thrombotic microangiopathy： presentation and treatment characteristics. Nephrol Dial Transplant, 2022.

73. CSCO指南工作委员会. 肿瘤相关性血小板减少症诊疗专家共识2020. 上海： 上海科学技术出版社, 2020.

74. Marini I, Uzun G, Jamal K, et al. Treatment of drug-induced immune. thrombocytopenias. Haematologica, 2022, 107 （6）： 1264-1277.

75. Michot J M, Lazarovici J, Tieu A, et al. Haematological immune-related adverse. events with immune checkpoint inhibitors, how to manage?. Eur J Cancer, 2019,

122：72-90.

76. Brahmer J R，Lacchetti C，Schneider B J，et al. Management of Immune-Related. Adverse Events in Patients Treated With Immune Checkpoint Inhibitor Therapy：American Society of Clinical Oncology Clinical Practice Guideline. J Clin Oncol，2018，36（17）：1714-1768.

77. Valério P，Barreto J P，Ferreira H，et al. Thrombotic microangiopathy in oncology. - a review. Transl Oncol，2021，14（7）：101081.

78. Jodele S，Dandoy C E，Myers K C，et al. New approaches in the diagnosis，pathophysiology，and treatment of pediatric hematopoietic stem cell transplantation-associated thrombotic microangiopathy. Transfus Apher Sci，2016，54（2）：181-190.

79. 肿瘤化疗所致血小板减少症诊疗中国专家共识（2018版）. 中华肿瘤杂志，2018，40（09）：714-720.

80. Morice Pm，Chrétien B，Da Silva A，et al. Occurrence of Pancytopenia Among. Patients With Cancer Treated With Poly（Adenosine Diphosphate-Ribose）Poly-

merase Inhibitors：A Pharmacoepidemiologic Study.JA-MA Oncol，2021，7（12）：1899-1900.

81. Onuoha C，Arshad J，Astle J，et al. Novel Developments in Leukopenia. and Pancytopenia. Prim Care，2016，43（4）：559-573.

82. 中华医学会血液学分会红细胞疾病（贫血）学组再生障碍性贫血诊断与治疗中国专家共识（2017年版）. 中华血液学杂志，2017，38（1）：1-5.

83. Wu V，Shen J，Chung Sy，et al. Pancytopenia after administration of. hyperthermic intraperitoneal chemotherapy with mitomycin-C：local therapy and systemic toxicity. Anticancer Drugs，2021，32（8）：894-896.

84. Chiou B l，Ho Cc，Yang Cc. Hematologic adverse drug reactions leading to. hospitalization among cancer patients：A retrospective case-control study. J Chin Med Assoc，2020，83（8）：784-790.

85. Uehara J，Yoshino K，Sugiyama E，et al. Immune-related pancytopenia caused. by nivolumab and ipilimumab combination therapy for unresectable melanoma of unknown primary. J Dermatol，2020，47（6）：e237-

e239.

86. Wang Y, Kong Y, Zhao Hy, et al. Prophylactic Nac promoted hematopoietic reconstitution by improving endothelial cells after haploidentical Hsct: a phase 3, open-label randomized trial. Bmc Med, 2022, 20 (1): 140.

87. Kong Y, Cao Xn, Zhang Xh, et al. Atorvastatin enhances bone marrow. endothelial cell function in corticosteroid-resistant immune thrombocytopenia patients. Blood, 2018, 131 (11): 1219-1233.

88. Kong Y, Wang Y, Zhang Yy, et al. Prophylactic oral Nac reduced poor. hematopoietic reconstitution by improving endothelial cells after haploidentical transplantation. Blood Adv, 2019, 3 (8): 1303-1317.

89. Kong Y, Song Y, Tang Ff, et al. N-acetyl-L-cysteine improves mesenchymal. stem cell function in prolonged isolated thrombocytopenia post-allotransplant. Br J Haematol, 2018, 180 (6): 863-878.

90. Dhami Sps, Patmore S, O'Sullivan Jm. Advances in the Management of Cancer-Associated Thrombosis. Semin

Thromb Hemost, 2021; 47 (2): 139-149.

91.Kim As, Khorana Aa, McCrae Kr. Mechanisms and bio-
markers of cancer-associated thrombosis. Transl Res,
2020, 225: 33-53.

92. Kacimi Seo, Moeinafshar A, Haghighi Ss, et al. Ve-
nous. thromboembolism in cancer and cancer immuno-
therapy. Crit Rev Oncol Hematol, 2022, 178: 103782.

93.Falanga A, Brenner B, Khorana Aa, et al.Thrombotic
complications in. patients with cancer: Advances in
pathogenesis, prevention, and treatment-A report from
ICTHIC 2021. Res Pract Thromb Haemost, 2022, 6
(5): e12744.

94.Sevestre Ma, Soudet S. Epidemiology and risk factors for
cancer-associated thrombosis. Jmv-Journal de Médecine
Vasculaire, 2020, 45 (6): 6S3-6S7.

95. Streiff Mb, Holmstrom B, Angelini D, et al. Cancer-
Associated Venous Thromboembolic Disease, Version
2.2021, NCCN Clinical Practice Guidelines in Oncolo-
gy. J Natl Compr Canc Netw, 2021, 19 (10): 118-
201.

96.Carrier M，Blais N，Crowther M，et al. Treatment Algorithm in Cancer-Associated Thrombosis：Updated Canadian Expert Consensus. Curr Oncol，2021，28（6）：5434-5451.

97. Ay C，Beyer-Westendorf J，Pabinger I. Treatment of cancer-associated venous. thromboembolism in the age of direct oral anticoagulants. Ann Oncol，2019，30（6）：897-907.

98.Farge D，Frere C，Connors Jm，et al.2022. international clinical practice guidelines for the treatment and prophylaxis of venous thromboembolism in patients with cancer，including patients with COVID-19. The Lancet Oncology，2022，23（7）：e334-e347.

99. Elshoury A，Schaefer Jk，Lim My，et al. Update on. Guidelines for the Prevention of Cancer-Associated Thrombosis. J Natl Compr Canc Netw，2022：1-8.

100.Khorana Aa，DeSancho Mt，Liebman H，et al.Prediction and Prevention of Cancer-Associated Thromboembolism. Oncologist，2021，26（1）：e2-e7.

101.Brown Lb，Streiff Mb，Haut Er. Venous Thromboembolism Prevention and. Treatment in Cancer Surgery. Adv Surg，2020，54：17-30.

102.Wang M，Kou H，Mei H，et al. Retrospective Evaluation of New Chinese. Diagnostic Scoring System for Disseminated Intravascular Coagulation. PLoS One，2015，10（6）：e0129170.

103.中华医学会血液学分会血栓与止血学组.弥散性血管内凝血诊断中国专家共识（2017年版）.中华血液学杂志，2017，38（5）：361-363

104.Levi M.Clinical characteristics of disseminated intravascular coagulation in. patients with solid and hematological cancers .Thromb Res，2018，164 Suppl 1：S77-S81.

105.中华医学会血液学分会血栓与止血学组，中国血友病协作组.获得性血友病A诊断与治疗中国指南（2021年版）.中华血液学杂志，2021，42（10）：793-799.

106.M Napolitano，S Siragusa，S Mancuso，et al. Acquired haemophilia in cancer：A systematic and critical literature review.Haemophilia，2018 Jan，24（1）：

43-56.

107. Tiede A, Collins P, Knoebl P, et al. International recommendations on the. diagnosis and treatment of acquired hemophilia A. Haematologica, 2020, 105 (7): 1791-1801.

108. Srivastava A, Santagostino E, Dougall A, et al. WFH Guidelines for the. Management of Hemophilia, 3rd edition. Haemophilia, 2020, 26Suppl 6: 1-158.

109. Daver N, Mcclain K, Allen Ce, et al. A consensus review on malignancy-associated hemophagocytic lymphohistiocytosis in adults. Cancer, 2017, 123 (17): 3229-3240.

110. Lehmberg K, Nichols Ke, Henter Ji, et al. Consensus recommendations for the. diagnosis and management of hemophagocytic lymphohistiocytosis associated with malignancies. Haematologica, 2015, 100 (8): 997-1004.

111. Wang Y, Huang W, Hu L, et al. Multicenter study of combination DEP regimen as a salvage therapy for adult refractory hemophagocytic lymphohistiocytosis. Blood,

2015，126（19）：2186-2192.

112. Pi Y，Wang J，Zhou H，et al. Modified DEP regimen as induction therapy for. lymphoma-associated hemophagocytic lymphohistiocytosis：a prospective，multicenter study. J Cancer Res Clin Oncol，2022，Epub ahead of print.

113. Meng G，Wang Y，Wang J，et al. The DEP regimen is superior to the HLH-1994. regimen as first-line therapy for lymphoma-associated haemophagocytic lymphohistiocytosis. Leuk Lymphoma，2021，62（4）：854-860.

114. La Rosée P. First prospective clinical trial in adult HLH. Blood，2015，126（19）：2169-2171.

115. Tefferi A. Primary myelofibrosis：2021 update on diagnosis，risk-stratification and management. Am J Hematol，2021 Jan，96（1）：145-162.

116. Bose P，Verstovsek S. SOHO state of the art updates and next questions：identifying and treating " progression " in myelofibrosis . Clin Lymphoma Myeloma Leuk，2021，21（10）：641-649.

117. 中华医学会血液学分会白血病淋巴瘤学组．原发性骨髓纤维化诊断与治疗中国指南（2019年版）.中华血液学杂志，2019，40（1）：1-7.

118. 王建祥.血液系统疾病诊疗规范.第2版.北京：中国协和医科大学出版社，2020.

119. Arberda，Orazia，Hasserjianr，et al. The 2016 revision to the World Health Organization classification of myeloid neoplasms and acute leukemia. Blood，2016，127（20）：2391-2405.

120. 中华医学会血液学分会白血病淋巴瘤学组.真性红细胞增多症诊断与治疗中国指南（2022年版）.中华血液学杂志，2022，43（7）：537-541.

121. 中华医学会血液学分会白血病淋巴瘤学组.原发性血小板增多症诊断与治疗中国专家共识（2016年版）.中华血液学杂志，2016，37（10）：833-836.

122. Nicolosi M，Mudireddy M，Patnaik Mm，et al. A retrospective survey of exposure history to chemotherapy or radiotherapy in 940 consecutive patients with primary myelofibrosis. Am J Hematol，2018，93（4）：E103-E107.

123. Saliba An，Ferrer A，Gangat N，et al. Aetiology and

outcomes of secondary myelofibrosis occurring in the context of inherited platelet disorders：A single insti - tutional study of four patients. Br J Haematol，2020，190（5）：e316-e320.

124. Lindsey S，Kristin B，Pu Jeffrey J.Primary myelofibro- sis and its targeted therapy.Am Hematol，2017，96：531-535

125. 翟元梅，蒋雪玮，张庭华，等．骨髓增生异常综合征患者骨髓纤维化程度定量分析及其预后价值．中华医学杂志，2021，101（31）：2460-2464.

126. Marcellino Bk，Verstovsek S，Mascarenhas J. The my- elodepletive phenotype in myelofibrosis：clinical rele- vance and therapeutic implication. Clin Lymphoma Myeloma Leuk，2020，20（7）：415-421

127. Hamid A，Ashrsf S，Qamar S，et al. Myelofibrosis in patients of chronic. myeloid leukemia in chronic phase at presentation . J Coll Physicians Surg Pak，2019，29（11）：1096-1100.

128. Wool Gd，Deucher A. Bone marrow necrosis：ten-year retrospective review of. bone marrow biopsy specimens.

Am J Clin Pathol, 2015, 143（2）：201-213.

129. Mavrovi E, Rosset R, Dupré A, et al. Spinal bone marrow necrosis after. retroperitoneal lymph node dissection.Spine J, 2016, 16（8）：e509-510.

130. Paone G, Stüssi G, Pons M, et al.Bone Marrow Involvement in Unknown Acute. Myeloid Leukemia Detected by 18F-FDG PET/MRI.Clin Nucl Med, 2015, 40（10）：e486-487.

131. Dirlik Serim B, Gurleyen Eren T, Oz Puyan F, et al. 18F-FDG PET/CT Imaging. of Burkitt Lymphoma Presenting With Unusual Muscle Involvement.Clin Nucl Med, 2016, 41（8）：643-645.

132. Lozano-Chinga M, Draper L, George Ti, et al. Bone marrow necrosis in. pediatric malignancies：10-Year retrospective review and review of literature. Pediatr Blood Cancer, 2021, 68（3）：e28806.

133. Harada N, Nishimoto M, Ikemoto A, et al. Recurrence of Acute Lymphoblastic Leukemia with Bone Marrow Necrosis：A Case Report and Review of the Literature on the MRI Features of Bone Marrow Necrosis. In-

tern Med, 2021, 60 (7): 1083-1088.

134.Chen R, Wu J, Yang J, et al. Analysis and Clinical Characteristics of 23 Cases. Of Bone Marrow Necrosis . Clin Lymphoma Myeloma Leuk, 2021, 21 (4): e356-e364.

135.Catherine Atkin , Alex Richter , Elizabeth Sapey. What is the significance of. monoclonal gammopathy of undetermined significance?.Clin Med (Lond) 2018, 18 (5): 391-396.

136.Lamb Mj, Smith A, Painter D, et al.Health impact of monoclonal gammopathy of undetermined significance (MGUS) and monoclonal B-cell lymphocytosis (MBL): findings from a UK population-based cohort. BMJ Open, 2021, 11 (2): e041296.

137.Hornung N, Frank M, Dragano N, et al.Monoclonal gammopathy of undetermined significance is associated with prostate cancer in a population-based cohort study .Sci Rep, 2021, 11 (1): 19266.

138.Mozas P, Rivero A, Rivas-delgado A, et al.Baseline correlations and prognostic. impact of serum monoclonal proteins in follicular lymphoma .Br J Haematol，2021，193（2）：299-306

139.Yu Y，Feng Yd，Zhang C，et al. Aseptic abscess in the abdominal wall accompanied. by monoclonal gammopathy simulating the local recurrence of rectal cancer: A case report. World J Clin Cases，2022，10（5）：1702-1708

140.Hameed M，Raziq F. Reactive Plasmacytosis：A Diagnostic Conundrum In Acute Myeloid Leukaemia. J Ayub Med Coll Abbottabad，2021，33（2）：335-338.

141.Faisal H，Hussain Sa，David R，et al. Angioimmunoblastic T-cell lymphoma with exuberant plasmacytosis and spontaneous tumor lysis syndrome . Proc（Bayl Univ Med Cent），2022，35（2）：250-251.

142.Hassoun H，Roshal M，Sabari J，et al. Immunophenotypic evidence for reactive polyclonal marrow plasmacytosis in multiple myeloma patients receiving lenalidomide maintenance. Leukemia & lymphoma，2017，58（12）：2962-2965.